薬とお金・社会との関係を科学する

―新釈薬剤経済学―

近畿大学准教授 **大 鳥 徹** 著

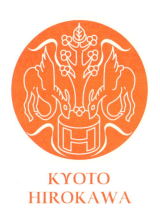

KYOTO
HIROKAWA

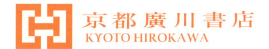

序　文

　平成25年度のわが国の国民医療費は41.5兆円，1人当たり国民医療費は，32.7万円（前年度31.4万円，3.8％増加）と巨額となっている．また2025年（平成37年）には団塊の世代（約800万人）が75歳以上となり，医療費の更なる増加が逼迫した問題としてクローズアップされている．このような状況の下，われわれ薬剤師もコストを意識した医薬品の適正使用を厳格に行うことにより，医療費削減に寄与することが期待されている．しかし，筆者の病院薬剤師時代の経験を顧みると，薬剤師のコスト意識は非常に低いといわざるを得ない．自らが調剤する錠剤をはじめとする薬剤の価格を把握している薬剤師は非常に少なく，1日に薬局で使用される薬剤の総額を把握している薬剤師は薬局の長を除いて皆無といってよい状況といえる．

　筆者は，病院薬剤師時代に薬剤の購入と管理を行う業務を約10年間担当し，薬剤の在庫金額と購入量の適正化のために悪戦苦闘した経験を持っている．この業務を担当し始めた頃は，薬剤の在庫切れを起こさないように購入量に注意を払う日々であったが，納入されてくる高額な薬剤の価格を把握するにつれて，薬品庫の棚に薬剤ではなく「札束が並べられている」ように見えるようになってきたことを記憶している．仮に使用される頻度の低い薬剤を大量に購入した場合，その薬剤は何の利益も生み出さないままに札束が棚の上でまさに“棚ざらし”にされ，医療機関が多額の不必要な出費をしていることに気づき，愕然となった．その後は，先に述べたように在庫金額と購入量の適正化のために貸借対照表などを用いて奮闘したものである．しかし，このような在庫金額と購入量の適正化といった意識は，調剤業務や病棟業務を行っていれば給料が保証されている普通の薬剤師には，理解する以前に想像することも難しかった．

　コスト意識が薬剤師に希薄な理由について，筆者なりに分析を行った結果は以下の通りである．薬剤師は，薬科大学入学後，薬剤師国家試験合格という最大の目標に向かってひたすら切磋琢磨する．まさに薬剤師国家試験に関係ないことは，勉学の対象外といった雰囲気さえ漂っている．無事に薬剤師国家試験に合格し就職する場合においても，薬剤師免許を役立てる（ライセンスを使用する）職業に就く場合が多く，この際には薬剤師のライセンスが大きな楯となり，他の学部生との就職競争が起こることもなく，まわりの環境つまり社会に気を配ることなく無事に薬剤師という職を得る場合がほとんどである．すなわち，薬学生は，他学部生が就職活動時に行う詳細な企業業績（経営状態）分析などを行うことはない．その結果，社会情勢を考慮した産業構造の変化に目を向けることなどあるはずもなく，また，損益計算書などの財務諸表を読み解くどころか，お金のことなど考える必要もないままに社会人となってしまう．つまり専門分野である薬学に関しては高い知識を有した人材となるものの，一般社会との関わりや活動についての関心が希薄な人材となってしまうのが現実である．

　そこで筆者は，薬剤師と薬剤師教育のこのような問題点を改善するため，薬剤師と社会とのファーストコンタクトを促すために，医薬品と一般的な経済活動の関係について薬学生にもわかりやすい実例を交えた本書を執筆した．是非，1人でも多くの薬学生，薬剤師

が本書に興味を持ち，くすりと社会の関係に目を向ける端緒となることを望む次第である．

最後に，本書の執筆を強力に推し進めていただいた株式会社京都廣川書店・廣川重男社長，ならびに来栖　隆チーフエディター，清野洋司氏をはじめとする同社編集スタッフの方々に感謝申し上げる．

2017 年 3 月

大 鳥　徹

目　次

第1章　なぜ医療経済学を学ぶのか？　　　*1*

1-1　幅広い知識と技能が必要とされる薬剤師 ·· *2*

1-1-1　薬剤師業務　*2*

1-1-2　第2の知識や能力の重要性　*4*

Column　オーダリングシステムと電子カルテシステム　*5*

1-2　様々な経済活動と切り離すことができない医療 ································ *6*

Episode　薬剤師も社会の一員！　*6*

1-2-1　リーマンショックに端を発したGM（ゼネラル・モーターズ）の倒産　*7*

1-2-2　TPPと医療　*8*

Column　アベノミクスってなに？！　*9*

第2章　日本の医療保障制度の現状　　　*11*

2-1　国民医療費 ·· *12*

2-1-1　財・サービスの入手方法　*12*

2-1-2　わが国の一般会計に占める社会保障関係費の割合　*13*

2-2　医療費・介護サービス費の流れ ·· *14*

2-2-1　医療費の一次分配と二次分配　*14*

2-2-2　国民医療費の範囲　*15*

2-2-3　国内総生産・OECD加盟各国の比較　*16*

Column　OECDとは？　*18*

2-2-4　国民医療費の動向　*19*

2-3　医療費の負担 ·· *20*

2-3-1　医療費増加はなぜ問題なのか？　*20*

2-3-2　制度別・財源別にみた医療費負担　*21*

2-4　医療供給体制と医療保障制度 ·· *22*

2-4-1　2つの自由　*22*

2-4-2　医療機関の機能未分化　*23*

2-4-3　医療保障制度の概要　*23*

Column　加熱する保険料取立ての実態　*26*

第3章　医療の経済効果　　　27

3-1　産業関連分析‥‥‥‥‥‥‥‥‥‥‥‥‥‥‥‥‥‥‥‥‥‥‥‥‥‥‥‥28
　3-1-1　基本的な考え方　*28*
　3-1-2　産業連関分析とは？　*29*
　3-1-3　産業連関分析の拡張　*30*

3-2　医療・福祉・介護産業の投入と産出‥‥‥‥‥‥‥‥‥‥‥‥‥‥30
　3-2-1　国内総生産における医療・福祉・介護産業の投入と産出　*30*
　3-2-2　需要構造（産出）　*31*
　3-2-3　投入構造　*31*

3-3　医療・福祉・介護の生産波及効果‥‥‥‥‥‥‥‥‥‥‥‥‥‥‥34
　3-3-1　レオンチェフ逆行列係数表　*34*
　3-3-2　粗付加価値投入（追加的波及効果）　*37*
　3-3-3　雇用誘発効果　*37*

3-4　投入構造から見た医療費増加要因‥‥‥‥‥‥‥‥‥‥‥‥‥‥‥38
　3-4-1　医学医術の進歩は医療費増加要因ではない　*38*
　3-4-2　一般的に指摘される医療費高騰の要因　*40*
　3-4-3　医療技術革新と医療費の関係　*41*
　3-4-4　無意味な将来予測　*43*
　Column　分子標的薬は国を滅ぼす？　*44*

第4章　医療サービスの供給と需要　　　45

4-1　限界代替率‥‥‥‥‥‥‥‥‥‥‥‥‥‥‥‥‥‥‥‥‥‥‥‥‥‥46
4-2　医療サービスの生産要素‥‥‥‥‥‥‥‥‥‥‥‥‥‥‥‥‥‥‥47
　4-2-1　医療従事者と医療施設　*47*
　4-2-2　希薄な生産要素の代替関係　*50*
　4-2-3　人員配置基準　*51*
　4-2-4　医薬品　*53*

4-3　費　用‥‥‥‥‥‥‥‥‥‥‥‥‥‥‥‥‥‥‥‥‥‥‥‥‥‥‥‥53
　4-3-1　生産量と費用の関係　*53*

4-4　医療サービスの需要‥‥‥‥‥‥‥‥‥‥‥‥‥‥‥‥‥‥‥‥‥55
　4-4-1　医療サービスの消費　*55*
　Column　チーム医療で薬剤師に求められる役割　*56*

目　次　*v*

第 5 章　医療保険　　57

5-1　医療の不確実性⋯⋯⋯⋯⋯⋯⋯⋯⋯⋯⋯⋯⋯⋯⋯⋯⋯⋯⋯⋯⋯⋯*58*

5-2　価値財としての医療⋯⋯⋯⋯⋯⋯⋯⋯⋯⋯⋯⋯⋯⋯⋯⋯⋯⋯⋯⋯*58*

5-3　大数の法則⋯⋯⋯⋯⋯⋯⋯⋯⋯⋯⋯⋯⋯⋯⋯⋯⋯⋯⋯⋯⋯⋯⋯⋯*60*

5-4　公的医療保険と情報の非対称性⋯⋯⋯⋯⋯⋯⋯⋯⋯⋯⋯⋯⋯⋯⋯*61*

　　　5-4-1　情報の非対称性　*61*

　　　5-4-2　逆選択　*62*

5-5　保険の非効率性⋯⋯⋯⋯⋯⋯⋯⋯⋯⋯⋯⋯⋯⋯⋯⋯⋯⋯⋯⋯⋯⋯*63*

第 6 章　医薬品の製造・流通　　65

6-1　新薬の登場と保険適用⋯⋯⋯⋯⋯⋯⋯⋯⋯⋯⋯⋯⋯⋯⋯⋯⋯⋯⋯*66*

　　　6-1-1　新医薬品誕生までのプロセス　*66*

　　　6-1-2　医薬品の承認　*67*

　　　6-1-3　特許と先発品・後発品　*68*

　　　6-1-4　保険適用　*71*

6-2　医薬品の流通⋯⋯⋯⋯⋯⋯⋯⋯⋯⋯⋯⋯⋯⋯⋯⋯⋯⋯⋯⋯⋯⋯⋯*72*

　　　6-2-1　メーカーと卸　*72*

　　　6-2-2　医薬品の価格—仕切価，実勢価格，保険薬価　*73*

　　　6-2-3　製薬企業の利潤率　*74*

　　　Column　2012 年世界の医薬品メーカーの売り上げランキング　*75*

第 7 章　薬剤経済学の方法　　77

7-1　薬剤の治療の比較⋯⋯⋯⋯⋯⋯⋯⋯⋯⋯⋯⋯⋯⋯⋯⋯⋯⋯⋯⋯⋯*78*

　　　7-1-1　新薬 N と従来薬 B の臨床的な比較　*78*

　　　7-1-2　アウトカム　*79*

　　　7-1-3　効能と効果の違い　*80*

　　　7-1-4　評価指標の分類　*80*

　　　7-1-5　薬剤経済学における分析手法　*81*

第 8 章　DPC データを用いたコスト分析とその評価手法の基礎　85

8-1　DPC（diagnosis proceduer combination，診断群分類）⋯⋯⋯⋯*86*

vi　目　次

　　8-1-1　DPC 対象病院年次推移　*86*

　　8-1-2　DPC とは　*87*

　　8-1-3　日本の DPC と米国の DRG の違い　*88*

　　8-1-4　DPC 医療費算定式　*89*

　　8-1-5　医療費の定額支払い制度のメリット・デメリット　*92*

　　8-1-6　DPC データの構成　*93*

8-2　DPC で医療の質を評価する…………………………………………*95*

　　8-2-1　急性心筋梗塞の治療評価　*95*

　　8-2-2　市中肺炎の治療評価　*98*

第9章　医療サービスの料金　*101*

9-1　一般的な料金規制—公共料金…………………………………………*102*

　　9-1-1　平均費用と限界費用　*103*

　　9-1-2　総括原価方式　*104*

　　9-1-3　料金体系　*105*

　　9-1-4　インセンティブ規制　*106*

9-2　医療費決定の行政手続き………………………………………………*107*

9-3　点数表の構造……………………………………………………………*108*

　　9-3-1　点数表の変遷　*109*

　　9-3-2　費用補填の範囲　*109*

　　9-3-3　医療費財源配分係数表　*110*

9-4　薬価基準…………………………………………………………………*111*

　　9-4-1　品目表としての薬価基準　*111*

　　9-4-2　基準価格　*112*

　　9-4-3　基準価格の決定方法　*113*

9-5　医療費の審査支払制度…………………………………………………*117*

　　9-5-1　制度の概要　*117*

第10章　世界の医療保障制度　*123*

10-1　社会保険方式…………………………………………………………*124*

10-2　税方式…………………………………………………………………*125*

10-3　民間保険型……………………………………………………………*126*

　　Column　医療保険制度改革法がもたらしたもの　*127*

第11章　医療制度改革　129

11-1　医療保険制度の構造 130
11-2　高齢者医療制度の見直し 131
11-3　税と社会保障の一体改革 134
Column　疾病予防のあり方　136

第12章　病院・薬局経営で薬剤師にできること　137

12-1　財務諸表における医薬品の位置づけ 139
12-1-1　損益計算書（profit and loss statement：P. L.）　139
12-1-2　貸借対照表（balance sheet：B. S.）　140
12-1-3　医薬品の資産価値と財務　141
12-1-4　医薬品管理業務における統計資料作成の重要性　142
12-1-5　医薬品管理業務における統計資料の活用　143
12-2　コストマネージメント 145
12-2-1　価格交渉　145

索　引 147

第1章

なぜ医療経済学を学ぶのか？

● 薬剤師に必要な能力とは！？

　新人薬剤師のAくんは，新人歓迎会の自己紹介で「薬のプロフェッショナルとして薬の知識を誰よりも多く身につけて，これからの薬剤師業務に励みたい！」と新人薬剤師としての抱負を熱く語りました．その後，先輩薬剤師Oさんにビールを注ぎに回ったときに，こんな質問をされました．「Aくん，薬の知識をいっぱい身につけるだけで本当に薬剤師としてやりたい仕事ができるのかなぁ？薬の知識以外に必要な能力ってないの？君はどう思う？」「えっ！」Aくんは答えに詰まって，これまで希望に満ち溢れていた前途が突然！真っ暗になりました．

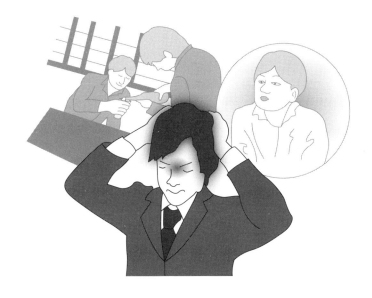

1-1 幅広い知識と技能が必要とされる薬剤師

1-1-1 薬剤師業務

薬剤師業務, 薬剤師の任務とは, いったいどのようなものなのか？

深刻な高齢化が進むわが国においては, それに伴う医療費の削減は待ったなしの喫緊の課題となっている. この課題の打開策の1つが, 薬剤師が国民医療においてこれまで以上にその責務を果たすことである. すなわち, 2010年4月に厚生労働省より出された通知〔2010年医政発0430第1号〕で, 薬剤師は「医療の質の向上及び医療安全の確保の観点から, チーム医療において薬剤の専門家である薬剤師が主体的に薬物療法に参加することが非常に有益である」と明記されたように, 薬剤師はその専門性を活かして, 患者に投与されている医薬品の効果を判定するとともにその副作用を速やかに発見し, 医薬品の適正使用に貢献し医療費の削減に寄与すべしとのことである. 具体的には, 薬剤師は, 病院の薬局や調剤薬局にこもって患者が薬を訪れてくれるのを待っているのではなく, 自ら病棟や居宅に出向いて, バイタルのチェックをするなど自らの手で患者の状態を把握し, その情報を治療にフィードバックする責任を負ったのである.

ちなみに, 薬剤師法では薬剤師の任務は,

「調剤, 医薬品の供給その他薬事衛生をつかさどることによって公衆衛生の向上及び増進に寄与し, もって国民の健康な生活を確保するものとする.」

と規定されている. したがって, 薬剤師の究極の任務は, 薬剤師自らの職能により「国民の健康な生活を確保するもの」といっても過言ではない.

さて, ここで話を我々の身近にある薬の話題に変えることにする. 病気の治療や予防, 健康の維持などのために, 薬は私たちの生活に欠かせないものになっている. 病気やけがで, 病院や診療所（医院）にかかって薬をもらったり, 体調がすぐれないときに町の薬局・薬店でOTC医薬品を購入したことがきっとあるはずである.

では, 薬剤師の活躍のフィールドとはどのようなものがあるかというと, 表1-1のようなものがあり, 非常に多岐にわたっていることがわかる.

例えば, 病院薬剤師の業務を挙げると, 入院・外来患者への内服薬や注射薬の調剤, 入院患者の薬剤管理業務, 医薬品情報管理, 院内製剤などこの他にも非常に多くの業務を行っている. 調剤業務は, 医薬品を使用して特定の患者の特定の疾病に対する薬剤を, 特定の使用法に適合するように調剤し, 患者に交付する業務である. 現在の病院薬局ではオーダリングシステムや電子カルテシステムから薬剤に関する情報を取り込みその情報を基に処方箋の作成や薬袋の作成などが行われる調剤システムは不可欠なものとなっている. さらに, 入院患者に対する服薬指導や副作用チェックを行う入院薬剤管理指導業務では, 医療に従事する多種多様なスタッフが, 各々の高い専門性を前提に, 目的と情報を共有し, 業務を分担しつつも互いに連携・補完して患者治療を行うチーム医療の中の一員として, 医師や看護師など他の医療スタッフとコミュニケーションをとりながら情報共有することが求められている. 上述の業務内容から容易に想像がつくように, 病院薬剤師には高度な薬に関する知識が求められることは当然であるが, 院内システムへのアクセ

スやコンピューター化された調剤機器の管理のために高い IT 関連知識も必要とされる．さらに，患者や他の医療スタッフと円滑なコミュニケーションを行うための高いコミュニケーション能力も求められる．

　また，近年の度重なる診療報酬切り下げの結果，薬剤師が従事する病院や調剤薬局の経営は悪化の一途をたどっており，これまでになくコスト意識を持つことが要求されている．したがって，これからの薬剤師はコスト管理や経営管理などの知識を持つことが重要なスキルの 1 つとなると考える．

表 1-1　薬剤師の具体的な活躍のフィールド

職　業	仕事の内容
病院の薬剤師	医療機関（病院・診療所（医院））で，医師の処方箋に基づく薬の調剤はもちろん，薬の副作用や併用（飲み合わせ）による弊害などのチェック，患者に適切な薬の飲み方の説明や指導，服薬状況等をまとめた記録（薬剤服用歴の記録）の作成，入院患者の病床へ出かけて直接患者に対して使用している薬についての服薬指導や副作用についてのチェック，注射薬の管理などを行う．さらに，薬についての様々な情報を収集し医師に提供する医薬品情報活動，医師が適切な投与量を判断するために，投与している薬の成分について血液中の濃度の測定なども行う．
薬局・薬店の薬剤師	医薬品などの販売や，医薬分業が進んできた現在では，病院薬剤師と同様に医師の処方箋に基づく薬の調剤はもちろん，薬の副作用や併用（飲み合わせ）による弊害などのチェック，患者に適切な薬の飲み方の説明や指導，服薬状況等をまとめた記録（薬剤服用歴の記録）の作成により，患者が複数の医療機関にかかり処方箋をもらった場合の重複投薬のチェックや市販の薬との飲み合わせのチェックなどを行う．いわゆる大衆薬の販売を通じてのセルフメディケーション（自己治療）の手助け，調剤による医療機関の一翼を担う役割を果たしている．その他，薬剤師としての知識・技術を生かして薬物乱用防止運動や健康増進に関する運動などに関する仕事にも参加している．
製薬企業の薬剤師	医薬品の製造に関する責任者として，製造現場で製造管理や品質管理，研究分野で新薬の開発研究などを行っている．また，医薬品に関する様々な情報の収集・管理を行うと共に，医療機関や薬局を訪問して，使用する医師や薬剤師が適切に使用や販売できるよう専門的な情報の提供を行っている．
行政機関の薬剤師	県や市などの行政機関で，薬事，食品衛生，環境衛生，公害・環境などに関する行政や，研究機関で試験研究などの仕事を行っている．

1-1-2　第2の知識や能力の重要性

　上述のように薬剤師には，優れたくすりに関する知識のほかにコミュニケーション能力やIT に関する知識が求められる．余談になるが，ここで歴史的な人物に目を向け，専門とする能力の ほかにコミュニケーション能力などの第2の専門的能力がいかに重要となるかについて考えてみ ることとする．

　ここでは，戦国末期に最強の家臣団を誇った織田信長の3人の家臣に注目してみることとする． 織田信長には筆頭家老である柴田勝家，小姓のころから徴用してきた前田利家，草履取りとして 付き従うことを許された木下藤吉郎（後の豊臣秀吉）の3人の有力な家臣がいた．彼らの人とな りを簡単にまとめると表1-2のようになる．天下取りに必要な能力とはどのようなものなのだろ うか？

表1-2　織田信長の3人の家臣

	出　生	武　力	コミュニケーション能力	戦　略	最終地位
木下　藤吉郎（豊臣　秀吉）	農民	△	◎	◎	関白
前田　利家	織田家家臣	○	○	○	百万石大名
柴田　勝家	織田家重臣	◎	×	×	北ノ庄城討ち死に

　柴田勝家は，織田家の筆頭家老で重臣であった．そして，彼は武士の本分である武勇に秀でて いた．しかし，人の好き嫌いが激しく，本能寺の変以降の戦略において豊臣秀吉に一歩も二歩も 及ばなかったため，天正11年（1583年）北ノ庄城にて秀吉に敗れて非業の死を遂げている．

　次に，前田利家は，代々織田家の家臣の家系で「槍の又左（またざ）」と異名をとるほどの槍 の使い手であったといわれている．また，主君の織田信長はもとより豊臣秀吉，柴田勝家など織 田一門の家臣団から慕われる存在で，コミュニケーション能力の高さがうかがえる．結果，江戸 幕府期唯一の百万石大名前田家の礎を築いたのである．

　最後に木下藤吉郎，のちの豊臣秀吉は農民の生まれであり，武芸に関する能力は非常に低かっ た．しかし，「人たらし」と言わしめたその高いコミュニケーション能力と竹中半兵衛，黒田官 兵衛といった2大軍師を要した高い戦略立案により，戦国時代における下剋上の代名詞として足 軽から関白にまで出世を遂げた．

　したがって，歴史的に見ても武士の本分である武芸だけでは天下統一を果たされておらず，高 いコミュニケーション能力と戦略なくしては，天下統一は果たされていないわけである．

　ここで，この表の内容を薬剤師に置き換えて考えると，武力とは薬剤師における薬の知識であ り，コミュニケーション能力は患者や医療スタッフとの連携を意味し，戦略とは薬局・病院経営 や業務管理を意味すると考えられる．薬剤師に求められる薬の知識は薬剤師国家試験に合格する ことにより最低限担保されている．したがって，個々の薬剤師が自らの能力を十分に活かして薬

剤師として活躍するためには，コミュニケーション能力やIT関連の知識といった第2の知識や技能を身につけることが非常に重要であり，その1つとしてここでは医療経済学を学んでほしい．

Column　オーダリングシステムと電子カルテシステム

　処方オーダリングシステムとはこれまで医師が手書きで作成していた処方箋を，診察室または病棟に設置されたコンピューター端末で患者のIDなど患者情報と医薬品情報を参照して，医師が自ら薬品名，用法用量，投与日数などの処方内容を入力するものである．入力された処方情報は，薬剤部門の調剤室などに設置してあるプリンターから処方箋として印字されると同時に薬袋や医薬品情報提供用紙に患者の氏名や用法などが印字され，調製のための錠剤自動包装機や散薬・水剤調剤監査システムに連動している場合もある．

　電子カルテシステムとはこれまで医師が手書きで作成していたカルテを，処方オーダリングシステムと同様に，診察室に設置されたコンピューター端末に患者のIDなど，患者情報と医薬品情報を参照して医師が入力するもので，このシステムが導入されている医療機関の場合，処方データを呼び出すことによって薬剤部門では処方内容の確認，医事課では会計処理といったように作業を同時に行うことが可能で，業務の効率化を図ることができる．

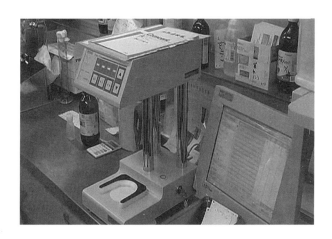

1-2　様々な経済活動と切り離すことができない医療

Episode　薬剤師も社会の一員！

　新人薬剤師Aくんが，薬局で働き出して1か月が過ぎました．先輩薬剤師Oさんから「初任給ガッポリもらえたかい？」と尋ねられたAくんは，「アベノミクスのおかげでガッポリ給料もらえました．リーマンショックからやっと立ち直りましたよねぇ．」と答えました．「そーかー，それは良かったねぇ〜．ところで，リーマンショックっていったい何なの？」とOさんがAくんに聞いたところ，Aくんは「アメリカの証券会社のリーマン・ブラザーズが倒産したってことですよねぇ．」と答えました．Oさんは「何で倒産したの？それがどうして問題なの？」と尋ねました．Aくんは答えに詰まってしまい，リーマンショックの詳細を説明することができなくてショックを受けました．

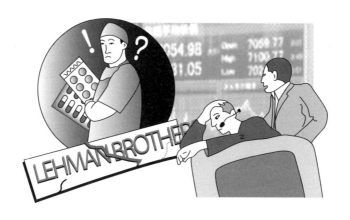

1-2-1　リーマンショックに端を発したGM（ゼネラル・モーターズ）の倒産

　2008年9月15日（月）に，公的資金投入などの救済措置を受けることなく米国第4位の投資銀行だったリーマン・ブラザーズは連邦破産法第11条（日本の民事再生法に相当）の適用を連邦裁判所に申請するに至る．この申請により，リーマン・ブラザーズが発行している社債や投信を保有している企業への影響，取引先への波及と連鎖などの恐れからアメリカ経済に対する不安が広がり，世界的な金融危機へと連鎖した．日経平均株価も大暴落を起こし，9月12日（金）の終値は12,214円だったが，10月28日には一時は6,000円台（6,994.90円）まで下落し，1982年10月以来26年ぶりの安値を記録した．

　リーマン・ブラザーズが破綻に陥った理由は，図1-1に示すように米国の住宅バブル崩壊により，保有資産が急速に劣化したことである．米国の住宅バブルをつくったのが「サブプライムローン」という仕組みである．サブプライムローンとは，信用力の低い人や低所得者を対象に，高い金利で貸し出す住宅ローンのことである．「プライムローン」が一般の人向けの住宅ローンであるのに対し，「サブ」は"準ずる"という意味で，普通より条件の悪い「格下のローン」，いうなれば，消費者金融の住宅ローン版のようなものである．プライムローンの金利が年6%程度であるのに対し，サブプライムローンの金利は10%を超えるものもあった．しかし，お金が必要なのにどこも貸してくれないなら，金利が高くても消費者金融で借りるしかない．米国ではそれを住宅ローンにまで広げていたわけである．日本で住宅ローンを利用しようとすると厳しい信用調査を受けるが，米国では簡単にお金を借りることができる仕組みになっている．このように住宅ローンが簡単に利用できる背景には，住宅価格の上昇があり，「住宅価格は上がるから，いずれはその住宅を担保にすれば，もっと有利な（低金利の）ローンに借り換えができる」という勧誘文句があったからである．それでも，高金利だといずれは焦げ付く恐れがあり，住宅ローン会社としては余計なリスクを背負い込みたくないので，「証券化」という仕組みを利用して，債権を証券会社に売却していた．「債権」を買った証券会社は，この債権を小口の「債券」に分けて「資産担保証券」に仕立ててリスクが見えないようにして金融商品として販売していた．リーマン・ブラザーズは，この「債権」を「債券」に証券化する商売を積極的に行っていたため，住宅バブル崩壊に伴う住宅ローンの焦げ付きにより保有資産が急速に劣化を起こし破綻に至ったわけである．

　リーマン・ブラザーズの破綻により世界的な金融危機へと連鎖した結果，ビッグ3で知られる米国の自動車会社も政府に対して公的支援を要請することとなった．クライスラーは2009年4月に破綻，その後，最大手のGM（ゼネラル・モーターズ）も6月1日，連邦破産法第11条の適用を申請し，ついに経営破綻した．これらの破綻の要因はもちろん金融危機によるものやあらゆる面での企業の競争力低下が挙げられる．それ以外に米国特有の問題として，米国には公的な国民皆保険がないため，個人で医療保険に入る必要があり，企業（雇用主）が従業員や退職者の多額の民間医療保険料を支払う必要があり，その負担の重さが挙げられる．米国の自動車業界は労働組合が強いことが有名で，福利厚生も充実しており，会社側が高額の民間保険料を負担していたわけである．

　このようにリーマンショックは巡り巡って，公的な国民皆保険を持たない米国社会に少なから

ず影響を与える結果となったわけである．

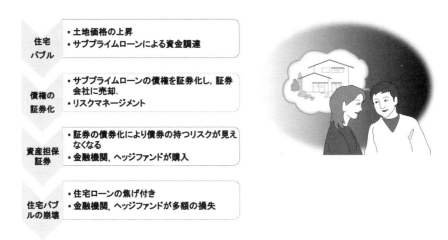

図 1-1　リーマン・ブラザーズ破綻の系譜

1-2-2　TPP と医療

　TPP（環太平洋戦略的経済連携協定：Trans-Pacific Partnership）は，2006 年 5 月 28 日にシンガポール，ブルネイ，チリ，ニュージーランドの 4 か国で発効した経済連携協定である．「小国同士の戦略的提携によってマーケットにおけるプレゼンスを上げること」が目的であり，加盟国間で，域外に対する競争力を強化するために，自由競争の妨げとなる関税や非関税障壁を撤廃し，経済的な国境をなくすことを主柱としている．2013 年 7 月時点で，米，オーストラリア，ペルー，ベトナム，日本，カナダ，メキシコの計 7 か国が交渉に参加している．

　この拡大 TPP 交渉において問題となるのが，わが国の国民皆保険制度の取り扱いである．TPP に先立って米国と FTA（二国間自由貿易協定）を締結したオーストラリアでは，新薬の知的財産権を使って利益を上げる妨げになるという理由から，米国側がオーストラリアの医薬品給付制度（PBS）をやり玉に挙げた．オーストラリアでは，PBS により医薬品取引を規制し，薬価の患者負担を低く抑えている．新薬は，同じ効能を持つ特許権切れのジェネリック医薬品を参考に卸売価格が規制され，補助を受けた小売価格で販売されている．PBS は，第 2 次世界大戦後に着手され，長い時間をかけて 1980 年に整備が完了した．先進国の中で最も安く医薬品を提供できる制度だと定評がある．しかし，米国製薬業界は「知的財産権による発明価値の保護」を盾に，他の医薬品と互換性がない単一ブランドの薬の価格を高く設定することを認めさせ，オーストラリア国民の医薬品へのアクセスは軽視された経緯がある．

　TPP 交渉により日本の医療保険制度は大きな影響を受けることが予想されるので，今後非常に注目すべき重要課題であると考える．

Column　アベノミクスってなに？！

2012年12月に発足した第2次安倍内閣の安倍晋三首相が掲げた，一連の経済政策に対して与えられた通称．

アベノミクスは，大胆な金融政策，機動的な財政政策，成長戦略の3つを基本方針としており，安倍首相はそれを毛利元就の美談になぞらえて「三本の矢」と表現していた．

大胆な金融政策では，バブル崩壊以降の20年間における不況の最大要因をデフレと捉え，デフレ脱却を目指すべくインフレターゲットを導入し，2％の物価目標を掲げ，その目標が達成されるまでは無制限の量的緩和策をとるとしている．

機動的な財政政策では，2013年1月15日，過去2番目の規模となる13兆1千億円の補正予算案を閣議決定した．内訳は，東日本大震災の復興費を含む"復興・防災対策"に3兆3千億円，通学路の安全対策など"暮らしの安全・地域活性化"に3兆1千億円，さらに再生医療の実用化支援など"成長による富の創出"に3兆1千億円となっている．

民間投資を喚起する成長戦略では，産業競争力会議において7つのテーマ別会合を開き，2013年6月をめどに具体案をまとめるとした．7つのテーマは以下の通り（1.産業の新陳代謝の促進，2.人材力強化・雇用制度改革，3.立地競争力の強化，4.クリーン・経済的なエネルギー需給実現，5.健康長寿社会の実現，6.農業輸出拡大・競争力強化，7.科学技術イノベーション・ITの強化）．

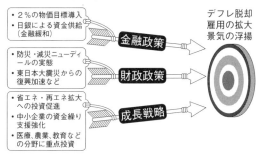

アベノミクスが推し進められて2年9か月後の2015年9月，安倍首相は自民党総裁選に勝利してさらに3年の自民党総裁任期を得た．これに伴いアベノミクスは，「第2ステージ」へと移り，「一億総活躍」社会を掲げ，「希望を生み出す強い経済」，「夢をつむぐ子育て支援」，「安心につながる社会保障」の新三本の矢が発表された．

強い経済では，GDP600兆円の達成を明確な目標として掲げ，子育て支援では，誰もが結婚や出産の希望を叶えることができる社会を創り上げ出生率1.8の実現を掲げ，さらに，社会保障では，「介護離職ゼロ」という明確な旗を掲げた．

新 三本の矢

第一の矢 希望を生み出す強い経済

第二の矢 夢をつむぐ子育て支援

第三の矢 安心につながる社会保障

第2章

日本の医療保障制度の現状

● 医療費はどこから支払われてるの？

　新人病院薬剤師Aくんが，薬局で働き出して3か月が過ぎました．ある日，ひどい腹痛のため勤務している病院の総合内科を受診しました．先輩薬剤師Oさんから「腹痛で受診したんだって，たいしたことなかったのかい？」と尋ねられたAくんは，「ストレス性の胃炎だそうです．大したことないそうです．すぐに受診できて助かりました．国民皆保険制度のおかげで助かりますよね．ちょっとくらい医療費が掛かったって，この制度は絶対必要ですよね！」と答えました．「そーかー，それは良かったねぇ～．ところで，国民皆保険制度ってどんなシステムなの？ほんとに医療費がこのまま膨れ上がっても日本の国の財政は大丈夫なのかい？詳しそうだけど」とOさんがAくんに言いました．Aくんは答えに詰まってしまい，また腹痛がぶり返してしまいました．

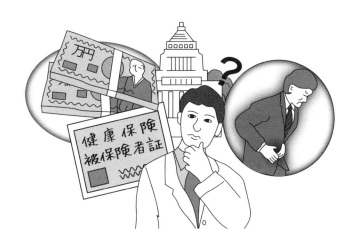

2-1　国民医療費

2-1-1　財・サービスの入手方法

　財・サービスとは，我々の生活の中で，衣食住の欲求を満足させるモノのことである．財とは，衣服，食べ物，住居，家電製品，車などの，目に見える有形の商品のことである．そのなかでも多くの人々が，共同で消費できる財やサービスのことを公共財といい，主なものに，国防・警察・消防・道路などがある．一方，サービスとは，人が手助けしてくれる行為で，目に見えない無形の商品のことで，医療行為はサービスに分類される．

　財・サービスの入手方法は，経済人類学の理論を構築したイギリスのカール・ポランニーによると歴史的に見て互酬，再分配，市場交換の3つの方法のみである．個人が財・サービスを入手する方法は，18世紀半ばにイギリスで起こり各国に普及していった産業革命以前では，互酬や再分配が中心であったが，産業革命以降になると，市場交換が急速に中心的な役割を果たすこととなっていった．

(1) 互　酬

　互酬とは，継続的な貸し借り関係，つまり「与える」行為と「返礼」行為が伝統的に継続されていく関係に基づく方法であり，現在でもしばしば地方で見られる隣近所での葬儀の手伝いや，宅配便の預かりあいなどがこれにあてはまる．市場経済が支配的となる以前には，財・サービスの入手方法として互酬はかなり中心的な役割を担っていた（図2-1）．

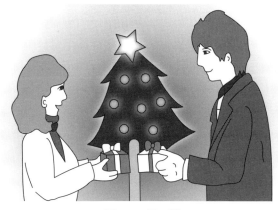

図2-1　互　酬

(2) 再分配

　再配分とは，統制力・公権力を持った政府機関が，財・サービスや購買力をいったん中央へ集め，その後必要に応じてそれらを再び分配する方法である．医療サービスの入手方法はこの再分配に当てはまり，医療への購買力（医療費）を中央に集め，この購買力を，医療サービスを必要

とする人々に再分配するシステムが医療保障制度である．昨今の医療費抑制政策は政府機関が強制的に徴収することのできる購買力（税収）には限界があるためであり，際限ない医療費の増加は医療保障制度の維持を脅かすこととなる（図2-2）．

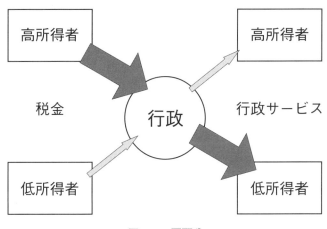

図2-2　再配分

(3) 市場交換

市場交換とは，個人の自由意思に基づいて一人ひとりが所有する財・サービスを相互に交換する方法である．我々が，日常的に財・サービスを入手している方法である．この市場交換は，今日では貨幣の仲介を経て行われることが一般的である（図2-3）．

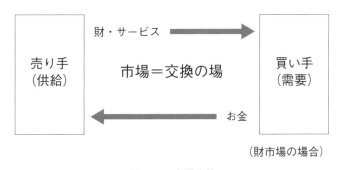

図2-3　市場交換

2-1-2　わが国の一般会計に占める社会保障関係費の割合

平成26年度一般会計予算（95兆8,823億円）における社会保障関係費は，他の政策領域が軒並み削減される中，前年度当初比，3兆2,489億円（＋11.9％）増の30兆5,175億円となっており，一般会計予算の約30％を占めている．国債費等を除いたいわゆる一般歳出（56兆4,697億円）に占める割合も5割を超え，ダントツの値となっている．

税収の大幅増が望めず，これまで以上の国債発行もできない状況において，拡大を続ける社会保障を維持するためには，他の政策分野をさらに削減するか，給付を抑制するか，消費税増税を

含めた新たな財源を確保するより他ない．とりわけ財源の確保が喫緊の課題であることは，社会保障国民会議等の場において指摘され，すでに政府の方針とされてきたところである．しかし，昨今の円高・株安によりアベノミクスの進展にかげりが見られ，消費税増税が回避されたことについては，注意が必要である．

2-2 医療費・介護サービス費の流れ

2-2-1 医療費の一次分配と二次分配

図2-4は，医療費・介護サービス費のフローを単純化したものである．

自由診療（保険を使わない医療）の場合には，医療機関と患者の間で医療費の精算が直接行われるわけであるが，ここでは，保険診療費の精算システムについて説明する．

患者は保険医療機関を自由に選択して受診し，料金（診療報酬）の3割を医療機関の会計窓口で支払う．この患者の支払いを一部負担金（自己負担金）といい，残りの7割を医療保険が支払う．医療保険により支払われる医療費は，審査支払機関により様々なチェックが行われた後に医療機関に支払われる（図2-5）．

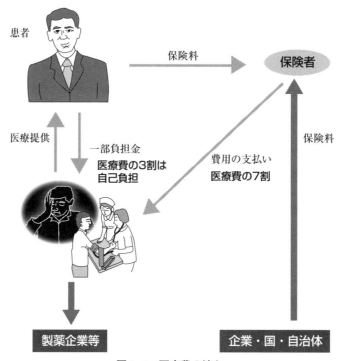

図 2-4 医療費の流れ

医療保険の原資は加入者本人（被保険者）が負担する保険料である．民間企業サラリーマンや公務員などの被用者を対象とした保険では，毎月の給与と夏冬のボーナスから保険料が徴収され

ている．保険料の額は給与およびボーナスに保険料率を乗じた額であり，これを労使折半で負担している．自営業者等は保険料全額が加入者負担であるが，医療給付費の半額を国庫が負担しているので実際は被用者と変わらない．保険料は社会保険事務所，健康保険組合，共済組合あるいは市町村の国民健康保険課など，「保険者」と呼ばれる機関に納められる．ドイツ，フランスの医療保険はほぼ保険料のみで運営されているが，日本は公費（国庫負担・国庫補助など）が相当程度に投入されているという特殊な財源構成になっている．

ここで，審査支払機関から医療機関に支払われる資金，すなわち医療費として医療機関が受け取る資金のことを医療費の一次分配といい，厚生労働省の「国民医療費」などで調査され公表されている．さらに，医療機関から第三者へ支払われる資金を医療費の二次分配といい，厚生労働省の「医療経済実態調査」などから推計されており，医療と他産業とのかかわりを考察するうえで重要なものとなっている（図2-5）．

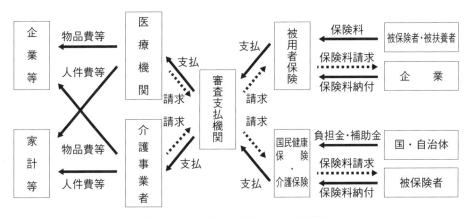

図2-5 医療費・介護サービス費の流れ

2-2-2 国民医療費の範囲

平成25年度の国民医療費の国民所得に対する比率は11.06％（前年度11.14％）となっており，平成25年度の国民医療費は39.3兆円，1人当たり国民医療費は，30.8万円（前年度30.1万円，2.4％増加）となっている（厚生労働省，平成25年度医療費の動向～概算医療費の年度集計結果～）．

国民医療費は各国で推計が行われているが，単純に比較することはできない．医療費に「国民」の二文字が付いているため，「国民所得」，「国民総生産（GNP）」などと同様に国際的統一基準のもとに推計されていると思われるかもしれないが，歴史的文化的背景が異なることから国によって医療の定義が異なり，医療費の定義もまた異なっている．国民医療費は各国が独自の定義で推計した医療費総額であるから，単純な比較は不可能であり無意味である．厚生労働省の定義では「傷病の治療」が医療であり，日本の医療費は傷病の治療のための支出ということになる．したがって，日本の国民医療費には傷病とは考えられない正常な妊娠・分娩の費用，健康診断等の疾病予防費用は含まれていない．一方，欧米諸国では，妊娠・分娩，疾病予防の費用等を医療

費に含めるのが一般的なようである．以上のように，国によって医療費の定義が異なるので単純な国際比較は危険である．

経済協力開発機構（OECD）は国際的な統一基準を作成し，各国に対してこの基準による推計を呼び掛けている．厚生労働省はOECD統一基準を採用しておらず，医療経済を専門とする民間シンクタンクがこの基準による推計を実施している．2000年分以降の報告書によれば，OECD基準による医療費は国民医療費を26％程度上回っている．

2-2-3　国内総生産・OECD加盟各国の比較

国内総生産（GDP）に占める国民医療費の割合をOECD加盟34か国で比較した結果の推移について少し触れておく．

図2-6は2009年のOECD加盟34か国と準加盟国を含めた国内総生産（GDP）に占める国民医療費の割合を総医療費と公的医療費に分けてグラフ化したものである．国民皆保険を達成している日本の国内総生産（GDP）に占める国民医療費の割合はOECDの平均を下回り加盟国中15番目の低水準であり，英国とほぼ同様で先進国の中で最低レベルであった．一方，世界最高の医療が提供され，民間保険により医療費が賄われている米国の国内総生産（GDP）に占める国民医療費の割合は17.4％と著しく高い値で1位となっていた．特筆すべきこととして，米国における公的医療費の占める割合が，国民皆保険を達成している日本とほぼ同水準であることである．国民皆保険制度がなく民間の医療保険により医療費が賄われている米国では，公的医療保険は国民のわずか27％（メディケア14％，メディケイド13％）しかカバーしていないにもかかわらず，多額の公的医療費が支払われていることになる．この結果を見てもわかるように民間保険や市場

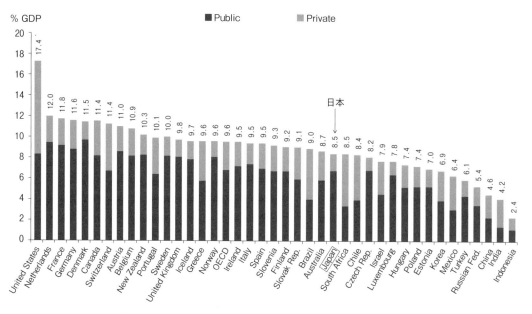

図2-6　2009年OECD　国内総生産に占める医療費の割合
（OECD Health Statistics 2011）

原理を導入した医療施設の運営には，医療費削減効果がないことが容易に推察できる．

次に図2-7は，2013年のOECD加盟国の，国内総生産（GDP）に占める国民医療費の割合を総医療費と公的医療費に分けてグラフ化したものである．わずか4年で日本の国内総生産（GDP）に占める国民医療費の割合はOECDの平均を上回り8番目の高水準となってしまっている．この背景には，分子標的製剤などの高額な抗悪性腫瘍薬の登場が影響しているものと考えられる．今後も高額な薬剤の登場によりこの傾向は続くと考えられており，高額な費用を必要とする医療行為（薬剤）の取り扱いが，わが国の今後の大きな課題となっている．

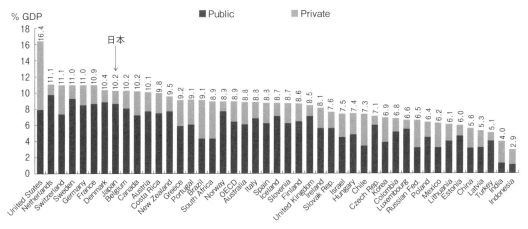

図2-7　2013年OECD　国内総生産に占める医療費の割合
（OECD Health Statistics 2015）

Column　OECD とは？

　OECD は「Organization for Economic Co-operation and Development：経済協力開発機構」の略で，本部はフランスのパリに置かれている．

　第二次大戦後経済的に混乱状態にあった欧州各国を救済するために，米国のマーシャル国務長官が提案した「マーシャルプラン」を契機として，1948 年 4 月，欧州 16 か国で OEEC（欧州経済協力機構）が発足した．これが OECD の前身にあたる．その後 1961 年 9 月，欧州経済の復興に伴い OEEC 加盟国に米国およびカナダが加わり新たに OECD（経済協力開発機構）が発足した．日本は 1964 年に OECD 加盟国となった．

　OECD の目的は，先進国間の自由な意見交換・情報交換を通じて，1）経済成長，2）貿易自由化，3）途上国支援（これを「OECD の 3 大目的」という）に貢献することである．現在，OECD の加盟国は EU 加盟国（21 か国），その他（13 か国）の 34 か国となっている．

　OECD の最高機関は閣僚理事会であり，全ての加盟国が参加する閣僚理事会は年 1 回開催されている．G7 参加国すべてが同閣僚理事会に含まれていること，さらに閣僚理事会がサミット 1 か月前に開催されることから，閣僚理事会における経済成長，多角的貿易等に関する議論はサミットにおける同分野の議論の方向性に大きな影響を与えることになる．したがって対外経済交渉の観点からも，OECD 閣僚理事会はサミットの前哨戦として重要な会議とみなされている．これまでわが国からは，経済産業大臣が外務大臣および経済財政担当大臣とともに同閣僚理事会に出席している．現在 OECD の事務総長はアンヘル・グリア（メキシコ人）である．同氏は 2006 年 6 月 1 日に事務総長に就任した（任期は 5 年間．2016 年までの再任決定済）．

　OECD の意志決定機関として理事会があり，閣僚レベルが参加する閣僚理事会（年 1 回開催）と常任代表による通常理事会（頻繁に開催）が開かれている．また，主要な問題に関する検討を行う場として新執行委員会（年 2 回開催）がある．こうした OECD 全体の活動について検討する機関に加え，OECD の 3 大目的に添う形で経済政策委員会，貿易委員会，開発援助委員会があり，全体で約 30 の委員会が多岐に亘る分野において活動している．なお，IEA（国際エネルギー機関：International Energy Agency）は，エネルギー問題を検討する OECD の付属機関である．

2-2-4　国民医療費の動向

国民医療費の推計が最初に行われたのは昭和29（1954）年で，その後の推移は図2-8のとおりである．国民医療費の動向は，社会経済情勢と医療保障制度の整備状況との対比から，通常4期に分けて説明される．

第1期は戦後復興を終えて国民皆保険にいたる昭和35（1960）年までの時期である．国民医療費の増加率は10％台前半で，国民所得とほぼ拮抗した伸び率を示していた．

第2期は国民皆保険を達成した昭和36（1961）年から高度経済成長の最終年となった昭和47（1972）年の時期である．福祉国家を要望する強い世論に後押しされ，贅沢な国庫金を投入し給付拡大が実施された．5割給付であった国保は，昭和40（1965）年に世帯主に対する給付率を7割に引き上げ，昭和43（1968）年にはオール7割給付，被用者保険の家族は，昭和47（1972）年に入院8割，入院外7割に引き上げられた．これらの給付率引き上げの結果，医療費増加率は10％台後半から25％で推移し，経済成長率を上回った．

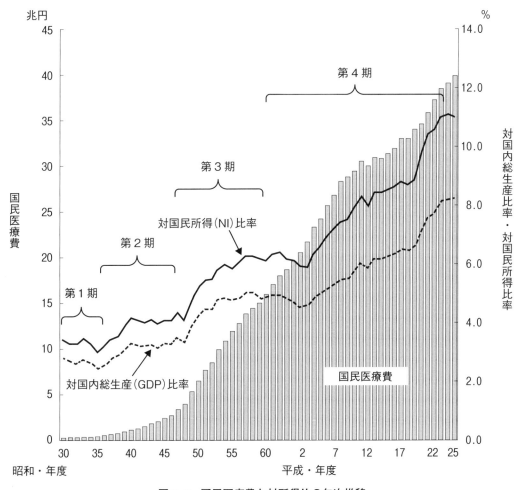

図 2-8　国民医療費と対所得比の年次推移
（厚生労働省，平成25年度国民医療費の概況より一部改変）

第3期は第1次オイルショックの昭和48（1973）年から安定成長に向かう昭和62（1987）年である．昭和48年から5年間はスタグフレーションの影響下で大幅な診療報酬改定が行われ，医療費は10％台後半から25％で推移した．昭和53（1978）年からインフレが抑制され医療費の伸びも鈍化し，国民所得の増加とほぼ同率に落ち着いた．この期間には，一部負担金の増額，老人医療無料廃止，など，患者負担強化による受診抑制が行われた．

第4期はバブル以降現在に至るまでの時期である．バブル経済絶頂期に診療報酬改定の大盤振る舞いが行われ，平成2（1990）年前後の医療費の伸びは著しかった．バブル崩壊後の保険料収入の低迷にもかかわらず，医療費の増加が続き，医療保険は赤字基調に陥った．平成9（1997）年から一部負担金拡大などを行っているが医療費の伸びは収まらなかったが，平成24（2012）年をピークに国民所得・国民総生産に対する医療費の伸びは鈍化する兆しを見せている．

2-3　医療費の負担

2-3-1　医療費増加はなぜ問題なのか？

国民医療費は，増加の一途をたどっている．自動車産業など他の産業では売り上げを伸ばすことは称賛されるが，医療産業だけは売上が増加すると批判されるのはなぜか？なぜなら，国民医療費が公的資金（税と保険料）で賄われているため，医療費の増加は公的医療保障制度の運営を困難に陥れるからである．

日本をはじめ多くの国は公的医療保障制度を整備している．医療費の増加は公的医療保障制度の運営を困難に陥れるため以下の方法で，対処する必要が出てくる．

① 財源を拡大せず給付水準を引き下げる．

② 給付水準を維持するために税・保険料負担を引き上げる．

一般的に，医療を受ける機会が少なく高額な医療費を支払うことのできる立場にある高所得者や健康な人々は，税・保険料の引き上げに反対する傾向があり給付水準を引き下げる ① を支持する．一方，医療を受ける機会が比較的多く一度に高額な医療費を支払うことができない立場にある所得の低い階層や病気がちな人々は，税・保険料の引き上げに寛容で税・保険料負担を引き上げる ② を支持する傾向がある．このような意見の対立があり，医療費の増加は常に社会問題とされてきた．なお，高度経済成長期までは ② が主に行われてきたが，80年代以降は新自由主義の台頭によって ① の政策が多用されるようになってきている．

ここで医療費の増大が問題視されるのは，先にも述べたように医療費が公的資金により賄われているからであるが，では公的資金に頼らない公的医療保障制度であれば医療費の増加は社会問題にならないかというと疑問がもたれる．答えはNoで，社会問題にならないわけではない．先進国で唯一公的医療保障制度がない米国の医療費問題は，生命の危機に直結しており日本よりもさらに深刻である．

2-3-2　制度別・財源別にみた医療費負担

　日本には，世界に冠たる国民皆保険制度が整備されており，患者負担を除いた医療費は何らかの公的医療保険制度から支給される．表 2-1，表 2-2 に示すように平成 5 年以降の制度別国民医療費の動向を見てみると被用者保険の医療費構成割合は減少傾向にあり，他方，国民健康保険と高齢者医療費は増加傾向にある．とくに，人口の 23％を占める 65 歳以上の高齢者医療費は，医療費全体の 31％を占めもっとも大きくなっている．これは老人 1 人当たりの医療費は，若者 1 人当たりの医療費の 5 倍ともいわれるためである．そして，その医療費のほぼ 3 分の 2 は死亡直前の 1 年間に支払われるといわれている（米国，スピルマンとルービッツの研究より）．

　ところで，被用者保険の医療費構成割合減少について考えてみると，1990 年以降のグローバリゼーションの潮流に乗って，日本でも労働市場の規制緩和が進められ，派遣労働が段階的に解禁されてきた．パートや契約社員を含む非正規雇用は増加の一途をたどっている．企業にとって非正規労働者は低賃金で雇用の調節弁として使え，社会保障費負担も減り，人件費を圧縮できる．一方，働く側からみれば，多様な就業体系を可能にしているようでもあるが，雇用の継続は不安定で社会保障は不十分である．ここで，非正規労働者の多くは，自営業者や退職者と同じ国民健康保険や国民年金に加入することとなる．企業側は社会保険の対象を「週 30 時間以上労働」の社員としているからである．この結果，被用者保険の加入者は減少し，他方，国民健康保険の加入者の増加が止まらなくなっている．問題はこれにとどまらず，このような非正規労働者の国民健康保険加入増加に伴い，国民健康保険の財政状況は急速に悪化している．国民健康保険の平成 21（2009）年度の保険料収納率は 88.01％と史上最低となった．これは，不安定な収入の中から保険料を支払うことは，「保険料が高すぎて払えない」加入者が増えていることに他ならない．

表 2-1　制度別・財源別にみた医療費負担（平成 5 年から平成 9 年）

制度区分	平成 9 年度		平成 8 年度		平成 7 年度		平成 6 年度		平成 5 年度	
	推計額（億円）	構成割合（%）	推計額（億円）	構成割合（%）	推計額（億円）	構成割合（%）	推計額（億円）	構成割合（%）	推計額（億円）	構成割合（%）
国民医療費	289,149	100	284,542	100	269,577	100	257,908	100	243,631	100
公費負担医療給付分	14,008	4.8	13,405	4.6	12,953	4.5	12,618	4.4	11,874	4.1
医療保険等給付分	140,159	48.5	145,156	50.2	140,042	48.4	136,548	47.2	131,632	45.5
医療保険	136,826	47.3	141,741	49.0	136,641	47.3	133,199	46.1	128,279	44.4
被用者保険	81,976	28.4	86,864	30.0	83,674	28.9	82,115	28.4	79,119	27.4
被保険者	47,473	16.4	51,685	17.9	49,840	17.2	48,751	16.9	47,096	16.3
被扶養者	34,503	11.9	35,178	12.2	33,834	11.7	33,364	11.5	32,023	11.1
高齢者										
国民健康保険	54,849	19.0	54,877	19.0	52,968	18.3	51,085	17.7	49,160	17.0
高齢者以外	41,925	14.5	42,171	14.6	40,816	14.1	39,494	13.7	38,103	13.2
高齢者	12,924	4.5	12,706	4.4	12,152	4.2	11,591	4.0	11,057	3.8
その他	3,334	1.2	3,415	1.2	3,400	1.2	3,349	1.2	3,353	1.2
後期高齢者医療給付分	96,762	33.5	92,898	32.1	84,877	29.4	78,412	27.1	71,778	24.8
患者負担分	38,219	13.2	33,083	11.4	31,705	11.0	30,330	10.5	28,347	9.8
軽減特例措置	・	・	・	・	・	・	・	・	・	・

（厚生労働省，国民医療費の概況）

表2-2 制度別・財源別にみた医療費負担（平成22年から平成25年）

制度区分	平成25年度		平成24年度		平成23年度		平成22年度	
	推計額(億円)	構成割合(%)	推計額(億円)	構成割合(%)	推計額(億円)	構成割合(%)	推計額(億円)	構成割合(%)
国民医療費	400,610	100	392,117	100	385,850	100	374,202	100
公費負担医療給付分	29,792	7.4	28,925	7.4	2,822	7.3	26,353	7
医療保険等給付分	188,109	47	185,826	47.4	183,360	47.5	178,950	47.8
医療保険	185,125	46.2	182,811	46.6	180,466	46.8	176,132	47.1
被用者保険	88,815	22.2	87,480	22.3	86,234	22.3	84,348	22.5
被保険者	44,973	11.2	43,918	11.2	42,974	11.1	41,936	11.2
被扶養者	39,204	9.8	39,122	10	38,897	10.1	38,109	10.2
高齢者	4,638	1.2	4,440	1.1	4,363	1.1	4,304	1.2
国民健康保険	96,310	24	95,331	24.3	94,231	24.4	91,784	24.5
高齢者以外	66,311	16.6	66,883	17.1	66,773	17.3	68,488	17.5
高齢者	29,999	7.5	28,448	7.3	27,459	7.1	26,296	7
その他	2,984	0.7	316	0.8	2,894	0.8	2,818	0.8
後期高齢者医療給付分	130,821	32.7	126,209	32.2	122,533	31.8	116,876	31.2
患者負担分	49,918	12.5	49,255	12.6	5,044	13	50,151	13.4
軽減特例措置	1,970	0.5	1,901	0.5	1,891	0.5	1,872	0.5

（厚生労働省，国民医療費の概況）

2-4 医療供給体制と医療保障制度

　医療は誰もが無限に提供できるわけではなく，医療従事者は医師法，歯科医師法，薬剤師法などの法律によって制限されている．また，病院や診療所，薬局などの医療施設は医療法によって最低限満たすべき基準が定められている．他方，前述したように，国民は何らかの医療保障制度に所属して給付を受けている．

　ここでは，日本の医療供給体制と医療保障制度の特徴を概説する．

2-4-1 2つの自由

　日本の医療供給体制の特徴として，①開業の自由，②患者の医療機関選択の自由（フリーアクセス）が挙げられる．

①開業の自由は，医師，歯科医師，助産師および薬剤師に病院，診療所，歯科診療所，助産所，薬局を開設する権利を保障している．ただし，医療法は最低限満たすべき施設・人員配置等の要件を定め，さらに病院の開設には都道府県知事の許可が，病院以外の開設は知事への届け出を必要と定めている．近年は，医療費抑制政策的な地域医療計画による施設数や病床数の規制，地域医師会による参入制限（民民規制）があり完全な自由ではなくなっている．

②フリーアクセスは，日本国民は病院，診療所，歯科診療所を自由に選択し，受診することが

できることである.

これらの自由は，ごく当たり前のことのように思われるが，国際的には極めて珍しいことである．

2-4-2　医療機関の機能未分化

2つの自由ほど強調されないが，日本の医療提供体制のもう1つの特徴は各医療施設が似たような機能を備えていることであり，これを医療機関の機能未分化という．機能未分化は2つの自由と並列される特徴ではなく，フリーアクセスを可能にするための前提となっている．すなわち，どこの医療機関に受診しても大差のない治療が受けられることを意味しており，患者は名称を気にせず医療施設に飛び込めるのである．

フリーアクセスは便利なシステムであるが，大きな問題を引き起こしている．本来病院は，重症患者に対して専門的な入院治療を行うところである．しかし，フリーアクセスが許されているため軽い風邪程度でも病院に行く患者が多くいるため，病院は外来患者の治療で手がいっぱいとなり，本来の目的である重症患者の入院治療が疎かになりかねない状況である．さらに，病院側には収益のため外来患者の獲得に奔走するといった本末転倒な姿勢があり，便利さと引き換えに入院医療の不備を招いている．

2-4-3　医療保障制度の概要

医療保険とは，相互扶助の精神のもとに，病気やけがに備えて収入に応じた保険料を徴収して，医療を受けたときに保険から医療機関に医療費を払う仕組みである．

日本における医療保障制度の歴史を振り返ってみると，医療保険制度が大正11（1922）年に公布され，昭和2年からそのサービスが開始されている．その内容を見てみると，被保険者は，工場法と鉱業法の適用を受けている企業で働く常用従業者を対象とし，多くの臨時雇用従業者は除外されていた．保険給付（サービス）は，従業者の傷病に対する療養（現物給付）と労働不能に対する手当金が中心となっている．なお，この給付は，あくまでも被保険者本人だけで，家族に対する給付はなく，支給期間は180日以内であった．その後，企業で働く常用従業者以外の農民，自営業者を対象とした国民健康保険の構想が具体化した．昭和12（1937）年，折しも盧溝橋事件が勃発し，日本は中国との戦争に突入した年，陸軍は徴兵検査の結果が思わしくなく，兵隊の供給源である農村の青壮年層の体位，体力の向上のために，「国民健康保険法」の成立を急がせたことにより同法は成立することとなる．時の内閣総理大臣は陸軍大将林銑十郎であった．本来，国民の健康を維持し，増進するための法律が，戦争の続行という，本来の目的とは異なる目的のために成立したことは非常に皮肉な結果である．そして，これらの制度を基礎として，戦後，昭和36（1961）年に現在の国民皆保険制度が始まった．

医療保険は，全ての国民が加入し，保険料を出し合って運営している助け合いの仕組みである．医療保険は，サラリーマンが加入する被用者保険（職域保険）と，自営業者・サラリーマンOBなどが加入する国民健康保険（地域保険），75歳以上の人が加入する後期高齢者医療制度に大別

表 2-3　医療保険制度

制度名			被保険者	保険者	加入者人数
被用者保険	健康保険	全国健康保険協会管掌健康保険	中小企業被用者	全国健康保険協会	約 3,488 万人
		組合管掌健康保険	大企業被用者	健康保険組合	約 2,950 万人
		（日雇特例被保険者）	日々雇い入れられるもの	全国健康保険協会	約 2 万人
	共済組合	国家公務員共済組合	国家公務員	共済組合	約 919 万人
		地方公務員共済組合	地方公務員		
		私立学校教職員共済組合	私立学校教職員	日本私立学校振興・共済事業団	
	船員保険		船員	全国健康保険協会	約 13 万人
国民健康保険			農業者，自営業者等	市町村及び特別区	約 3,831 万人
				国保組合	
			被用者保険の退職者	市町村及び特別区	
高齢者医療制度			75 歳以上の者及び 65 歳以上 75 歳未満の一定の障害のあるもの	後期高齢者医療広域連合	約 1,473 万人

（厚生労働省，平成 24 年度厚生労働白書）

され，国民は必ずどこかの医療保険に加入しなければならい（国民皆保険）．

　さらに被用者保険は職業によっていくつかの種類があり，企業のサラリーマンが加入する健保組合と協会けんぽ，公務員が加入する共済組合などに分かれている（表 2-3）．

（1）被用者保険（職域保険）

　被用者保険は，サラリーマンや日雇労働者を対象とする健康保険，国家公務員・地方公務員や私立学校教職員を対象とする共済組合，そして，船員を対象とする船員保険のことである．

　サラリーマンや日雇労働者を対象とする健康保険は，その勤務先の企業規模により，主に大企業を対象とする組合管掌健康保険と，主に中小企業を対象とする政府管掌健康保険（政管健保）とに分けられる．健康保険組合を企業が単独で設立する場合（単一型健康保険組合）は 700 人以上，同業種の複数の企業が共同で設立する場合（総合型健康保険組合）は 3,000 人以上の被保険者が必要となる．平成 24 年の厚生労働省の調査によれば，平成 24 年時点で約 3,000 万人が組合管掌健保に加入している．組合数は平成 24 年時点で 1,435 組合となっており，平成 4 年の 1,827組合をピークに年々その数は減少傾向にある．政府管掌健康保険の保険者は国（社会保険庁）であるが，実務的には，社会保険事務所が運営している．また，国家公務員を対象とする国家公務員共済組合や地方公務員共済組合，私立学校教職員共済，そして，船員を対象とする船員保険が

ある.

(2) 国民健康保険（国保）

　国民健康保険は国保ともいわれ，主に市町村が運営し，被用者保険に加入していない，農業従事者，自営業，退職者，無職（専業主婦，専業主夫，学生など），未成年者等を被保険者としている．かつては自営業者を加入者の代表例とする場合が多かったが，最近は退職者など無職者や非正規雇用者が加入者の過半数を超えている．その財源は，市町村国民健康保険の場合，50％が公費，残り50％が保険料で賄われる．国民健康保険料徴収方法には，国民健康保険を行う市町村が，国民健康保険に要する費用に充てることを目的として，被保険者の属する世帯の世帯主に対し課する国民健康保険税と市町村が地方税法の規定によらず保険料を徴収する国民健康保険料がある．さらに，保険料の算定方法には，所得などに応じて納める所得割，固定資産税納付額などに応じて納める資産割，被保険者数に応じて納める均等割，世帯ごとに納める平等割があり，所得割と均等割りが入っていればその組み合わせは保険者により自由に決めることができる．保険料の収納率は，昭和48年の96.47％をピークに下がり続け，平成21年には過去最低の88.01％を記録している（図2-9）.

　また，保険料をある一定期間滞納すると保険証の返還を求められ，保険証の代わりに「資格証明書」が滞納者には交付される．資格証明書を交付された人が医療機関にかかると一度医療費の10割を支払い，申請により患者負担分3割を差し引いた7割が払い戻される．平成24年6月1日現在における資格証明書交付世帯は，29.1万世帯となっている.

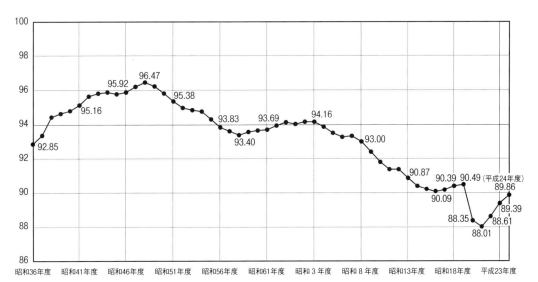

図2-9　保険料（税）収納率（現年度分）の推移（市町村国保）
（厚生労働省，平成25年度国民健康保険（市町村）の財政状況速報）

Column　加熱する保険料取立ての実態

　日本各地の地方自治体の多くは財政破綻寸前の状態にあり，これに伴い行政の国民健康保険料滞納者への「取立て」は，厳しいものになっている．

　とりわけ大阪市の場合，職員の厚遇や，カラ残業，民間事業者との癒着による公金の無駄遣いや第三セクター「大阪ワールドトレードセンタービルディング」（WTC・現大阪府咲洲庁舎）の二次破綻により，多額の累積赤字を計上しており財政再生団体に転落するという危機感から未収金取立ての厳しさは全国一である．

　大阪市の 2011 年 1 月現在の未収金は 642 億円であるが，そのうち国民健康保険料は 265 億円と突出している．これは 1 件あたりの未収金額が大きいためである．したがって，大阪市は，債権回収チームを編成してなりふり構わず必死で取り立てようとしている．

　「大阪市債権回収対策会議」が 2011 年 3 月に取りまとめた債権回収の具体的な方法は，以下の通りとなっている．

　「国民健康保険料・介護保険料収納対策グループ」が，7 期（7 か月）以上の長期滞納者と収納困難者を対象に財産調査を実施し，調査の結果，差押可能財産が判明した世帯に対して速やかに「差押予告書」を発送し，自主納付等を促していく．もし，自主納付に応じない場合は，厳正の滞納処分を執行し，換価手続き中の債権についても，出納整理期間中に即座に処理を行うものとするなど，その他の滞納期間者においても厳正な滞納処分を執行することを取り決めている．

　また，大阪市は債権回収チームを特別に組織しているが，驚くべきことはこの取立てチームにも「民間業者」を使っている点である．

　次に，「国保なんでも 110 番」に寄せられた差押さえ事例を紹介することとする．

　紹介する事例は，大阪市西成区の 3 人の子どもをもつ 3，40 歳代の夫婦についてである．この家族は，08 年度が 20 万円，09 年度も 20 万円の保険料滞納で，区の職員から「支払いの誓約書を書け」と言われた．国民年金と合わせて毎月 8 万円を支払わなければならないが，09 年に夫が体調を崩して納付が遅れ，一段と取立てが厳しくなり，子ども手当から国保料を払えとも言われたとのこと．財産調査もされ，家とクルマはローン払い中のため実質的な財産にはならず差押さえを免れたものの，3 人の子どもの将来の学費として行っていた学資保険 50 万円を解約させられ，未納分を払わされたという悲惨なものである．

　このように，大阪市では，子どもの将来のためにと爪に火をともして貯めている郵政の簡易保険すらも差し押さえられる事例が起こっていたことは，驚くばかりである．

参 考 文 献

1）経済産業省 HP
2）山岡淳一郎（2011）国民皆保険が危ない，平凡社新書

第3章

医療の経済効果

● くすり代は世の中で役に立つ？

　新人薬剤師Aくんは，薬品庫に高額医薬品であるイレッサ®を取りに行った際に，薬品在庫管理を担当している先輩薬剤師Oさんから，「ここにある医薬品の購入費って，薬品卸や製薬企業を通じてどのように世間に流通していくか知ってるかい？どの程度，日本の経済に影響を与えるか知ってるかい？」と尋ねられました．けれどもAくんは，その質問にまったく答えることができませんでしたし，見当もつきませんでした．自分のふがいなさを改めて痛感したAくんは，業務終了後，医療産業が日本経済に与える影響について勉強することにしました．

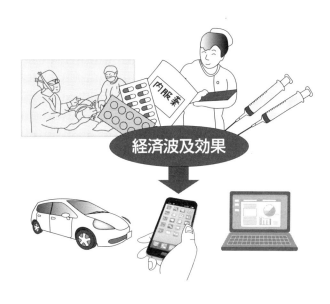

3-1 産業関連分析

3-1-1 基本的な考え方

　医療は人間の尊厳を守るサービスであり，経済効果の大小よりも医療の質的向上こそが真剣に議論されるべきである．これまで，医療の効率を論じるのはタブーだった．しかし，様々な要因により国民医療費が増大する現在，医療費もそのお金が天下を巡れば世の中を潤すことを理解しておいていただきたい．

　医療費は病院やクリニックなどの医療機関が受け取り，医療機関から製薬会社をはじめとする医療関連企業，医者や薬剤師，看護師などの医療従事者へと流れる（図3-1）．これは，マイカー購入費が自動車メーカーに支払われ，そこから自動車製造に必要な機材を納入した多くの下請け業者に支払われ，一部は従業員への賃金として支払われるという流れと同じである（図3-2）．医療費も他商品と同じお金の流れをして，経済全体を潤している．

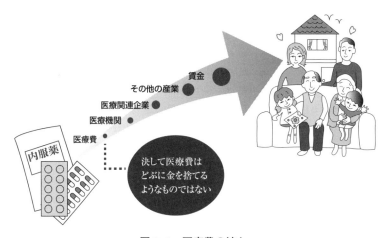

図3-1　医療費の流れ

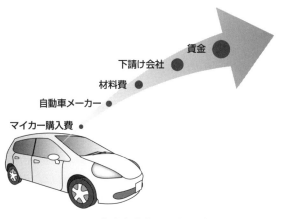

図3-2　自動車産業のお金の流れ

3-1-2 産業連関分析とは？

ある産業への需要の増加が原材料（中間投入）の調達を通じて次々と関連産業の需要を生じさせ，最終的に経済全体の生産が増えることになる．逆に，多くの産業は経済全体から影響を受ける．このような関連産業間で生じる需要の連鎖を経済波及効果という．そして，ある産業が経済全体に与える影響と経済全体から受ける影響を中間投入により計測する方法を産業連関分析という（図 3-3）．

たとえば，賃金が少し増えることにより外食の機会が増えるとすると，ファミリーレストランなどは新たに発生した需要を満たすために材料である，たとえばコメの仕入れを増やす．ファミレスからのコメの需要が増えると，農家はコメの増産をするために農機具を新品に取り換える．その結果，農家からの注文を受けた農機具メーカーは原材料の鉄鋼を注文する．鉄鋼の需要が増えると…，という無限の連鎖が発生する（図 3-4）．

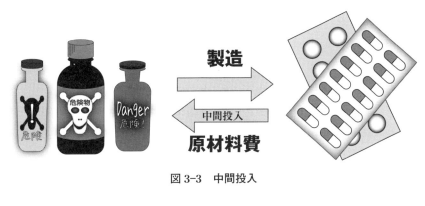

図 3-3 中間投入

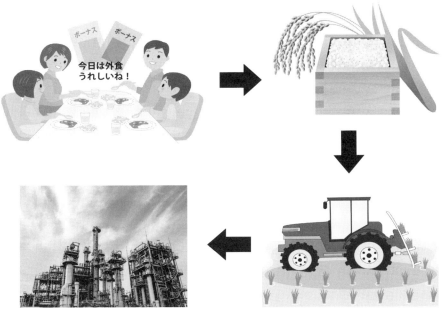

図 3-4 経済波及効果

3-1-3 産業連関分析の拡張

もともとの産業連関分析では，営業余剰，賃金，原価償却などの粗付加価値投入は対象にしていなかった．しかし，粗付加価値投入がもたらす効果を無視すると全体的に経済波及効果を過小評価してしまうので，近年はこの粗付加価値投入も「追加的波及効果」と命名されて計測されるようになった．追加的波及効果は世間一般的にいう経済効果に近いものである．

3-2 医療・福祉・介護産業の投入と産出

3-2-1 国内総生産における医療・福祉・介護産業の投入と産出

2005年産業連関表における国内総生産額は972兆146億円である．日本経済のサービス化に伴い，サービス業などの非物財部門の生産額は560兆5,598億円（国内総生産額の57.7%）で，製造業などの物財部門の411兆4,548億円（国内総生産額の42.3%）よりも大きくなっている．2005年における医療・保健・社会保障・介護部門の生産額は，50兆7444億円（同5.2%）となっており，運輸の50兆円とほぼ同額であり，輸送機械の53兆円，金融・保険の41兆円が近い値となっている（表3-1）．

民主党政権下の財政政策として，「コンクリートから人へ」の政策転換が行われたが，財政政策を物財部門から非物財部門へ転換することは以下の理由により大変理にかなった政策であったと考えられる．1960年代中期までの物財部門中心の経済構造の下では，大半が土木建築資材や建設機器等の調達と人件費への支出である公共事業費は，主要な産業に漏れなく行きわたったので，景気浮揚効果が大きかった．しかし，物財部門が国内総生産に占める割合が50%を下回るようになり，図3-5に示すように生産額の伸びが少なくなった物財部門の景気浮揚効果は非常に小さくなり限定的となってしまった．一方，国内総生産に占める割合が50%を上回る，情報通信や医療など生産額の伸びが大きい産業部門を含む非物財部門の景気浮揚効果は非常に期待することができるためである．

表 3-1　2005 年度　国民総生産

国内総生産額	972 兆 146 億円	
物財部門	411 兆 4,548 億円	42.3%
非物財部門	560 兆 5,598 億円	57.7%
医療・保健・社会保障・介護部門	50 兆 7,444 億円	5.2%
輸送機械	53 兆円	5.4%
運輸	50 兆円	5.2%
金融・保険	41 兆円	4.2%

（総務省，平成 17 年（2005 年）産業連関表（総合解説）より）

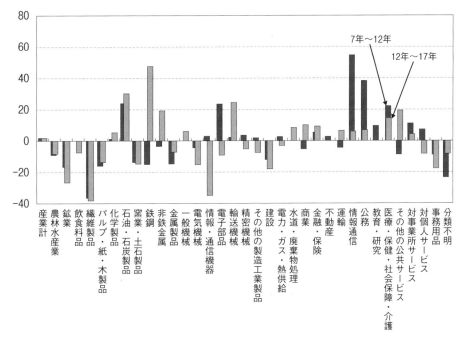

図3-5 国内総生産額の産業別の伸び
(総務省,平成17年(2005年)産業連関表(総合解説))

3-2-2 需要構造(産出)

　生産物に対する需要には消費そのものが目的である「最終消費需要」と原材料として購入する「中間需要」とに区別される.

　医療・介護・福祉サービスは全て最終的な消費であり他の作業の原材料となりえない最終消費需要となる.企業は健康保険料の半分を負担しているので医療サービスを購入しているようにも見える.しかし,それは従業員の福利厚生として保険料を負担しているのであって,医業を展開する目的で支出しているのではないから,保険料企業負担は中間需要には該当しない.

　余談になるが一般の産業では「中間需要」となる消費が多々あり,それぞれのサービス・財の販路構成は非常に重要な問題となる.たとえば,BSE騒動の際,安い牛丼が店頭から消えた.しかたがないので多くのサラリーマンや学生は麺類を食べるようになり,外食産業でのコメの需要量が減少したとする.その結果,農家はコメの減産を検討するかもしれない.このように,販路構成は大変重要な問題となる(図3-6).

3-2-3 投入構造

　医療・福祉・介護サービスを提供するための投入(input)ついて見てみることとする(表3-2).これが医療費の二次分配になるが,医療において2000年と2010年を比較してみるいとその投入構造に大きな変化は見られない.いずれの部門においても粗付加価値投入率が高く,高付加価値型産業であるといえる.

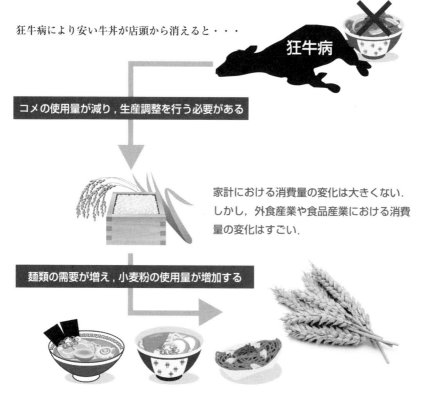

図 3-6　販路構成

　まず，粗付加価値投入を見てみると，医療・福祉・介護ともに「雇用者所得」への投入比率が高い．「雇用者所得」は，医療を除くといずれも 50％を超えていて労働集約産業であることを示している．

　また，介護は比較的高い営業余剰率となっている．これは，介護報酬が措置費をベースに設定されていたことによると考えられるが，2003 年度に介護報酬が改定されたため，その後は縮小傾向にある．

　次に中間投入を見ると，医療・福祉・介護の各部門の相違が明瞭に表れている．部門間の相違は，投入上位 6 位によってさらに明確になる．

　医療部門では，「医薬品」が最も多く，ついで「卸売」となっている．卸売のほとんどが医薬品の流通マージンであるから，医療の中間投入は医薬品が占めているといっても過言ではない．社会福祉，介護部門では，きわだって投入比率の大きいものはない．医療福祉と一口にいうが，供給費用が異なることを十分認識しておくべきである．

表3-2 医療・介護・福祉の投入構成の変化

(%)

	2010年			2000年		
	医 療	介 護	社会福祉	医 療	社会福祉	介 護
中間投入	医薬品 17.4	その他の対事業所サービス 2.26	その他の対事業所サービス 3.51	医薬品 15.81	卸売 2.96	医薬品 4.4
	卸売 5.59	飲食サービス 2.21	卸売 2.68	卸売 6.00	その他の対事業所サービス 2.65	卸売 3.71
	その他の対事業所サービス 4.23	リース・サービス 2.11	電力 1.65	その他の対事業所サービス 3.3	食料品 2.17	食料品 2.57
	その他の対個人サービス 3.88	卸売り 1.82	洗濯・理容・美容・浴場業 1.24	医療 2.28	通信 1.93	その他の対事業所サービス 1.91
	医療 3.08	洗濯・理容・美容・浴場業 1.32	情報サービス 1.2	その他の対個人サービス 1.67	出版・印刷 1.72	電力 1.37
	不動産仲介及び賃貸 2.44	不動産仲介及び賃貸 1.13	電気通信 1.17	金融・保険 1.48	建築補修 1.4	その他の対個人サービス 1.33
	中間投入率 45.67	中間投入率 25.04	中間投入率 41.94	中間投入率 43.24	中間投入率 41.54	中間投入率 27.67
粗付加価値投入	雇用者所得 36.32	雇用者所得 51.89	雇用者所得 52.52	雇用者所得 44.31	雇用者所得 65.77	雇用者所得 57.49
	資本減耗引当 8.17	資本減耗引当 7.7	社会保険料 6.1	資本減耗引当 6.24	資本減耗引当 3.35	営業余剰 7.51
	社会保険料 4.07	社会保険料 6.89	資本減耗引当 1.97	営業余剰 6.07	家計外消費支出 2.82	資本減耗引当 5.77
	営業余剰 3.53	営業余剰 4.78	営業余剰 1.28	間接税 1.74		家計外消費支出 1.84
	粗付加価値率 54.33	粗付加価値率 74.96	粗付加価値率 68.02	粗付加価値率 56.76	粗付加価値率 72.55	粗付加価値率 72.33

（総務省，2000年，2010年，産業関連表）

3-3 医療・福祉・介護の生産波及効果

3-3-1 レオンチェフ逆行列係数表

(1) 列和と行和

　各産業部門の生産波及効果は表3-3のとおりである．レオンチェフ逆行列係数表（以下「逆行列表」という）の列和（縦計）は，当該産業に1単位の需要が発生した時に経済全体を刺激する大きさを示す．表の第1段にある耕種農業に100万円の需要が発生すると，ここを基点として様々な産業へ中間投入の連鎖が生じ，最終的には179万円の生産を誘発するということである．そして，影響力係数は各産業の列和を全産業平均の列和で除した値で，1より大きいほど経済全体へ与える影響が大きいことを表す．

　逆行列表の行和（横計）は，ある産業を除くすべての産業に1単位の需要が発生した時に，当該産業が経済全体から受ける影響である．全産業に100万円ずつ需要が発生すると，耕種農業は204万円ほど生産しないと，他産業からの要望に応えられないということである．そして感応度係数は，各産業の行和を全産業平均の行和で除した値で，1より大きいほど経済全体から受ける影響が大きい（景気変動に左右されやすい）ことを表す．

　全体的な傾向として逆行列表の列和，行和ともに物財部門が大きいといえるが，これは物財部門の中間投入比率が大きいことに原因がある．医療・福祉・介護部門の列和は，全産業平均を下回るとはいえ，比較的平均値に近い値となっている．とくに医療部門の列和が大きいのは中間投入比率が福祉・介護部門より大きいためだが，医薬品の大量投入（薬漬け医療という意味ではない）などが大きく影響している．

　一方，医療・福祉・介護部門の逆行列表・行和は定義的に1であり，他産業の動向には影響されない（景気中立的）ことを表している．定義的に1とは，医療・福祉・介護サービスは原材料として消費されることはなく，すべて最終需要であるという意味である．景気中立であるから，感応度係数は全産業中最低となっている．

(2) 波及先

　生産波及先は，投入構造の相違を反映して部門によって異なった様相を呈している（表3-4）．医療部門は3部門とも，「医薬品」，「商業」および「対事務所サービス」が波及先上位を占めているが，商業はほとんどが医薬品の取引であるから医薬品関連産業への波及効果が大きく表れている．対事業所サービスは外注化の進展によるものである．

　社会福祉，介護部門においては，投入構造を反映して，とくに大きく波及する産業はなく，この点が医療と異なる．なお，社会福祉と介護の波及先は，かなり類似している．

第 3 章 医療の経済効果 **35**

表 3-3 レオンチェフの逆行列表

	産業部門	レオンチェフ逆行列係数			感応度係数	粗付加価値 （追加的波及効果） 誘発係数	雇用係数 （B）	雇用誘発係数 （A × C）
		列和 （A）	影響力係数	行和				
1	耕種農業	1.7932	0.9122	2.0357	1.0355	0.0059	0.0470	0.0842
2	畜産	2.4101	1.2260	1.3622	0.6930	0.0013	0.0216	0.0520
3	農業サービス	1.6505	0.8396	1.1976	0.6092	0.0010	0.0811	0.1339
4	林業	1.5476	0.7873	1.3495	0.6865	0.0009	0.0570	0.0883
5	漁業	1.8166	0.9241	1.1381	0.5790	0.0013	0.0638	0.1159
6	金属鉱物	1.8411	0.9366	1.0164	0.5170	0.0000	0.0088	0.0163
7	石炭・原油・天然ガス	1.7607	0.8957	1.0700	0.5443	0.0002	0.0152	0.0267
8	非金属鉱物	2.2399	1.1394	1.2439	0.6328	0.0004	0.0443	0.0992
9	食料品	2.2468	1.1429	2.2064	1.1224	0.0135	0.0472	0.1059
10	飲料	1.8795	0.9561	1.1897	0.6052	0.0061	0.0188	0.0353
11	飼料・有機質肥料（別掲を除く.）	2.3471	1.1939	1.4632	0.7443	0.0003	0.0128	0.0301
12	たばこ	1.2261	0.6237	1.0000	0.5087	0.0033	0.0040	0.0049
13	繊維工業製品	2.0839	1.0601	1.5720	0.7997	0.0008	0.0672	0.1400
14	衣服・その他の繊維既製品	2.0294	1.0323	1.1280	0.5738	0.0012	0.0829	0.1683
15	木材・木製品	1.9377	0.9857	1.5771	0.8023	0.0013	0.0541	0.1048
16	家具・装備品	2.1548	1.0961	1.2530	0.6374	0.0011	0.0703	0.1514
17	パルプ・紙・板紙・加工紙	2.3900	1.2158	3.4288	1.7442	0.0019	0.0134	0.0319
18	紙加工品	2.2458	1.1425	1.9800	1.0072	0.0020	0.0482	0.1082
19	印刷・製版・製本	1.9676	1.0009	2.1336	1.0853	0.0044	0.0707	0.1391
20	化学肥料	1.9581	0.9961	1.2702	0.6462	0.0002	0.0134	0.0262
21	無機化学工業製品	2.0991	1.0678	1.9208	0.9771	0.0011	0.0146	0.0307
22	石油化学基礎製品	2.1503	1.0938	2.8720	1.4610	0.0005	0.0017	0.0037
23	有機化学工業製品	2.5405	1.2924	3.1332	1.5939	0.0015	0.0090	0.0227
24	合成樹脂	2.5501	1.2973	1.6661	0.8476	0.0008	0.0093	0.0236
25	化学繊維	2.2961	1.1680	1.2358	0.6286	0.0002	0.0203	0.0465
26	医薬品	2.0868	1.0616	1.2818	0.6520	0.0049	0.0134	0.0280
27	化学最終製品（医薬品を除く.）	2.3214	1.1809	2.1745	1.1061	0.0030	0.0201	0.0466
28	石油製品	1.1225	0.5710	5.6554	2.8769	0.0075	0.0009	0.0010
29	石炭製品	1.3978	0.7111	1.7711	0.9010	0.0004	0.0049	0.0069
30	プラスチック製品	2.3465	1.1936	3.4467	1.7533	0.0053	0.0437	0.1025
31	ゴム製品	2.0559	1.0458	1.4828	0.7543	0.0019	0.0444	0.0913
32	なめし革・毛皮・同製品	1.8809	0.9568	1.0551	0.5367	0.0002	0.0827	0.1555
33	ガラス・ガラス製品	1.9204	0.9769	1.3636	0.6937	0.0013	0.0317	0.0610
34	セメント・セメント製品	1.9894	1.0120	1.3880	0.7061	0.0017	0.0396	0.0788
35	陶磁器	1.8507	0.9414	1.1659	0.5931	0.0006	0.0543	0.1004
36	その他の窯業・土石製品	1.8916	0.9623	1.4420	0.7335	0.0013	0.0433	0.0820
37	銑鉄・粗鋼	2.1961	1.1171	5.4592	2.7771	0.0041	0.0033	0.0072
38	鋼材	2.8889	1.4696	5.0385	2.5631	0.0041	0.0063	0.0183
39	鋳鍛造品	2.2327	1.1358	1.3971	0.7107	0.0013	0.0287	0.0641
40	その他の鉄鋼製品	2.9926	1.5223	1.6343	0.8314	0.0007	0.0238	0.0712
41	非鉄金属製錬・精製	1.4300	0.7274	1.7245	0.8773	0.0014	0.0060	0.0086
42	非鉄金属加工製品	1.7817	0.9063	2.1788	1.1084	0.0023	0.0191	0.0341
43	建設・建築用金属製品	2.5614	1.3030	1.4337	0.7293	0.0016	0.0520	0.1332
44	その他の金属製品	2.2281	1.1334	2.5179	1.2809	0.0053	0.0696	0.1551
45	はん用機械	2.2044	1.1214	1.6160	0.8221	0.0064	0.0336	0.0742
46	生産用機械	2.1292	1.0831	1.4291	0.7270	0.0104	0.0403	0.0859
47	業務用機械	2.1415	1.0894	1.2796	0.6509	0.0037	0.0371	0.0795
48	電子デバイス	2.1574	1.0974	1.7045	0.8671	0.0033	0.0271	0.0585
49	その他の電子部品	2.2560	1.1476	2.5191	1.2815	0.0034	0.0413	0.0932
50	産業用電気機器	2.2366	1.1378	1.5419	0.7843	0.0039	0.0380	0.0851
51	民生用電気機器	2.2558	1.1475	1.0916	0.5553	0.0013	0.0213	0.0480
52	電子応用装置・電気計測器	2.0785	1.0573	1.0514	0.5349	0.0014	0.0300	0.0623
53	その他の電気機械	2.1221	1.0795	1.2524	0.6371	0.0016	0.0284	0.0602
54	通信機械・同関連機器	2.1858	1.1119	1.0672	0.5429	0.0025	0.0305	0.0667
55	電子計算機・同附属装置	2.1354	1.0863	1.0199	0.5188	0.0012	0.0272	0.0580
56	乗用車	3.0403	1.5466	1.0000	0.5087	0.0028	0.0105	0.0319
57	その他の自動車	3.1341	1.5943	1.0625	0.5405	0.0009	0.0135	0.0423

表 3-3 つづき

産業部門		レオンチェフ逆行列係数			感応度係数	粗付加価値 （追加的波及効果） 誘発係数	雇用係数 （B）	雇用誘発係数 （A × C）
		列和 (A)	影響力係数	行和				
58	自動車部品・同附属品	2.7769	1.4126	4.4179	2.2474	0.0088	0.0249	0.0692
59	船舶・同修理	2.5020	1.2727	1.2660	0.6440	0.0017	0.0272	0.0680
60	その他の輸送機械・同修理	2.2194	1.1290	1.5169	0.7717	0.0021	0.0281	0.0624
61	その他の製造工業製品	2.0864	1.0613	1.3691	0.6964	0.0022	0.0593	0.1237
62	再生資源回収・加工処理	1.8913	0.9621	1.5836	0.8056	0.0007	0.0416	0.0787
63	建築	1.9715	1.0029	1.0000	0.5087	0.0189	0.0861	0.1697
64	建設補修	2.0698	1.0529	2.8651	1.4575	0.0076	0.0823	0.1704
65	公共事業	1.9452	0.9895	1.0000	0.5087	0.0096	0.0778	0.1514
66	その他の土木建設	1.9379	0.9858	1.0000	0.5087	0.0063	0.0883	0.1712
67	電力	1.7945	0.9129	4.9728	2.5296	0.0067	0.0093	0.0167
68	ガス・熱供給	1.5000	0.7631	1.5256	0.7761	0.0019	0.0110	0.0166
69	水道	1.9169	0.9751	1.6249	0.8266	0.0039	0.0179	0.0343
70	廃棄物処理	1.4657	0.7456	1.4118	0.7182	0.0049	0.0814	0.1193
71	事務用品	2.8109	1.4299	1.2614	0.6417	0.0000	0.7983	2.2439
72	分類不明	1.9541	0.9940	2.1092	1.0729	0.0036	0.0064	0.0125
73	商業	1.5453	0.7861	9.9172	5.0448	0.1145	0.0994	0.1536
74	金融・保険	1.5718	0.7996	3.5482	1.8050	0.0377	0.0486	0.0763
75	不動産仲介及び賃貸	1.5343	0.7805	3.3093	1.6835	0.0147	0.0199	0.0306
76	住宅賃貸料	1.4433	0.7342	1.0000	0.5087	0.0164	0.0137	0.0198
77	鉄道輸送	1.5266	0.7766	1.4406	0.7328	0.0078	0.0304	0.0464
78	道路輸送（自家輸送を除く.）	1.3855	0.7048	3.8153	1.9409	0.0204	0.1371	0.1900
79	水運	1.7763	0.9036	1.6164	0.8222	0.0027	0.0191	0.0339
80	航空輸送	2.1500	1.0937	1.1894	0.6050	0.0009	0.0161	0.0346
81	貨物利用運送	1.5517	0.7893	1.1404	0.5801	0.0008	0.0685	0.1063
82	倉庫	1.6495	0.8391	1.4412	0.7331	0.0019	0.0458	0.0755
83	運輸附帯サービス	1.6173	0.8227	2.0948	1.0656	0.0068	0.0517	0.0836
84	郵便・信書便	1.2890	0.6557	1.2091	0.6150	0.0020	0.1841	0.2373
85	通信	1.8088	0.9201	2.5372	1.2907	0.0166	0.0131	0.0236
86	放送	2.0587	1.0473	1.7834	0.9072	0.0026	0.0174	0.0359
87	情報サービス	1.6395	0.8340	2.5578	1.3012	0.0185	0.0578	0.0947
88	インターネット附随サービス	2.2631	1.1512	1.4190	0.7219	0.0009	0.0303	0.0685
89	映像・音声・文字情報制作	2.0450	1.0403	2.4133	1.2277	0.0047	0.0326	0.0667
90	公務	1.5224	0.7744	1.4785	0.7521	0.0481	0.0474	0.0722
91	教育	1.2952	0.6589	1.1652	0.5928	0.0337	0.0960	0.1244
92	研究	1.6539	0.8413	3.9686	2.0188	0.0133	0.0582	0.0963
93	医療	1.7418	0.8860	1.0000	0.5087	0.0415	0.0687	0.1197
94	保健衛生	1.5409	0.7839	1.1111	0.5652	0.0017	0.1081	0.1666
95	社会保険・社会福祉	1.5393	0.7830	1.0000	0.5087	0.0095	0.1368	0.2106
96	介護	1.4280	0.7264	1.0000	0.5087	0.0110	0.1969	0.2812
97	その他の非営利団体サービス	1.6683	0.8487	1.2925	0.6575	0.0054	0.0769	0.1284
98	物品賃貸サービス	1.6285	0.8284	3.1300	1.5922	0.0114	0.0254	0.0414
99	広告	2.4137	1.2279	2.1818	1.1099	0.0030	0.0200	0.0482
100	自動車整備・機械修理	2.2078	1.1231	3.9342	2.0013	0.0084	0.0460	0.1015
101	その他の対事業所サービス	1.4238	0.7243	7.3901	3.7593	0.0497	0.1123	0.1599
102	宿泊業	1.8759	0.9543	1.0000	0.5087	0.0039	0.0944	0.1771
103	飲食サービス	1.9775	1.0060	1.0598	0.5391	0.0194	0.1602	0.3167
104	洗濯・理容・美容・浴場業	1.5264	0.7765	1.1025	0.5608	0.0072	0.1080	0.1648
105	娯楽サービス	1.5243	0.7754	1.2192	0.6202	0.0111	0.0730	0.1113
106	その他の対個人サービス	1.4951	0.7605	1.1056	0.5624	0.0102	0.1041	0.1557
	全産業平均	1.9677	1.0010	1.9640	0.9991	0.0074	0.0540	0.1061
	物財部門平均	2.1008	1.0687	1.8280	0.9299	0.0031	0.0459	0.1026
	サービス部門平均	1.6858	0.8576	2.2521	1.1456	0.0164	0.0711	0.1133

太線より上が物財部門，下が非物財部門.

（総務省，平成 23 年（2011 年）産業連関表）

第 3 章　医療の経済効果　**37**

表 3-4　医療・福祉，介護の生産波及効果

医　療		社会保険・社会福祉		介　護	
医療	1.0318	社会保険・社会福祉	1.0000	介護	1.0000
医薬品	0.1465	商業	0.0597	商業	0.0434
商業	0.0846	対事業所サービス	0.0575	対事業所サービス	0.0391
対事業所サービス	0.0698	電力	0.0261	物品賃貸サービス	0.0252
研究	0.0367	食料品	0.0233	食料品	0.0221
不動産仲介及び賃貸	0.0339	通信	0.0185	飲食サービス	0.0219
列和	1.4034	列和	1.1851	列和	1.1516

（総務省，平成 23 年（2011 年）産業関連表）

3-3-2　粗付加価値投入（追加的波及効果）

　追加的波及効果は，粗付加価値投入がもたらす生産波及効果である．物財産業よりもサービス産業が大きく計測されているが（表3-3），これはサービス産業の粗付加価値投入が大きいことに原因がある．すなわち，サービス産業で生産が増加すると，物財産業に比べて賃金・俸給により多くが引き当てられ，これが消費拡大へ結び付くためである．

　医療福祉サービス部門の追加的波及効果は全産業平均を上回るとともにサービス産業の平均をも上回る結果となっている．医療福祉サービス部門の追加的波及効果が大きいことから，中間投入の生産波及効果（逆行列表の列和）と合せた総効果でも全産業平均を上回り，物財産業にほぼ匹敵する値が示されている．

　以上から，景気対策としてはインフラ整備などの公共事業よりも医療福祉部門への投資が有効であるとの説は支持される．しかし，追加的波及効果の計測にはいくつかの前提条件があり，その前提条件に誤りがあれば結論は異なったものになることに注意が必要である．

3-3-3　雇用誘発効果

　産業連関表には雇用係数（生産額 100 万円当たりの就労者数）を示した付属表がある．雇用係数は，

　　　雇用係数＝（当該部門の雇用者数）/ 当該部門の生産額（単位，100 万円）

で表される．これに逆行列係数表の列和を乗じたのが雇用誘発係数である（表3-3）．医療・福祉・介護部門が労働集約的であるため雇用誘発係数はいずれも上位に該当している．ちなみに介護サービス部門は，居宅サービスが全産業中第１位，施設が第５位と大きな雇用誘発係数を示している．これは，当該部門が大きな雇用吸収力を有していることを数値的に示すものであるが，慎重な解釈が必要である．すなわち，医療・福祉・介護部門には医師免許や薬剤師免許などの資

格による就業制限があり雇用誘発係数どおりの雇用がただちに実現されるものではないからである．雇用誘発係数は潜在的な雇用吸収力であり，現実には雇用吸収の障害がある．

　近年，医療・介護・福祉の雇用吸収力が大きいことから，この分野を失業対策として活用すべきであるとの意見がある．たしかに大きな雇用吸収力を有しているが，そのような政策は本末転倒である．何度も指摘するように，人間の尊厳を守るために人員を確保するのが医療・福祉・介護政策の基本的な視座でなければならないからである．

3-4　投入構造から見た医療費増加要因

3-4-1　医学医術の進歩は医療費増加要因ではない

　ここでは，医療費増加要因について検討する．

　一般的に，複数の商品を提供する事業者においては，売上高の大きい商品ほど仕入額も大きいと考えられる．したがって，これまで言われてきたように新薬や高額な医療機器が医療費を上昇させているとしたら，医療機関の支出に占める薬剤購入費と医療機器関係費用は膨張しているはずである．

　そこで1990年・1995年・2000年・2010年について，医療産業の投入上位10位を見てみると（表3-5），医薬品の投入割合はわずかだが低下傾向にあり最近になって微増に転じているに過ぎない．医療機器にいたっては投入割合が1％以下であるから上位10位にも登場してこない．ここから，薬剤購入費と医療機器設置導入費が医療のコストを引き上げているとは間違っていると考えられる．むしろ，構成比が徐々に低下もしくは微増の薬剤購入費の総コストへの影響はそれほど大きくなく，全支出の1％にも満たない医療機器は総コストにほとんど影響しないというのが常識的な解釈である．したがって，医療技術の進歩が医療費を引き上げるとした従来の指摘は疑問である．

　なぜ常識的ではない見解が定説とされてきたのだろうか？その答えは，医療費分析において供給コストがほとんど考慮されなかった点にあるように思われる．すなわち，医薬品や医療機器が医療費を引き上げるという説を裏付ける厚労省「社会医療診療行為別調査」（通称「社会医療調査」）の対象はレセプトだが，レセプトは売上伝票でありコスト・データを一切含んでいない．そして，社会医療調査は医療機関の種類別にレセプトを抽出する層化2段抽出法を採用しているので，新薬や医療機器を容易に使用できる能力を持った大病院のレセプト点数が大きく影響していると考えられる．

　また，新薬価格や大型医療機器による検査料金の高さに惑わされたためと考えられる．新薬の価格が1錠100円，完治までの投与100錠，患者数10万人とすると，新薬にかかる医療費は10億円になる．素直に計算した人が，一気に10億円も増えるのでは大変だと思い注意を喚起したためではないかと想像される．

　しかし，一気に10億円増えることはない．新薬登場以前には手の施しようがなく，患者を放置したということを暗黙のうちに前提にしているから一気に10億円の増加という試算になるが，

実際には新薬登場以前にも患者は放置されることなしに，その時点で有効と思われる既存の薬を使って治療を受けている．したがって，新薬登場によって増加するのは

　　　　（新薬単価×投与量×患者数）－（既存薬単価 × 投与量 × 患者数）

である．既存薬の価格が1錠50円，完治（または死亡）までに180錠の投与が必要だったとすると，上記式から

　　　　（100 × 100 × 10 万）－（50 × 180×10 万）＝1億円

表 3-5　医療産業の投入上位 10 位

単位：億円

順　位	1990 年	1995 年	2000 年	2010 年
1	俸給・賃金 77,500 34.33%	俸給・賃金 110,049 36.91%	俸給・賃金 127,345 37.92%	俸給・賃金 180,422 42.2%
2	医薬品 46,232 20.48%	医薬品 56,394 18.92%	医薬品 54,370 16.19%	医薬品 74,428 17.4%
3	営業余剰 16,579 7.34%	営業余剰 20,963 7.03%	資本減耗引当 21,383 6.37%	資本減耗引当 34,957 8.2%
4	資本減耗引当 13,545 6.00%	卸 売 17,864 5.99%	営業余剰 20,902 6.22%	卸 売 24,892 5.8%
5	卸　売 13,037 5.78%	資本減耗引当 15,677 5.26%	卸　売 19,425 5.78%	対事業所サービス 16,575 3.9%
6	対事業所サービス 7,229 3.20%	社会保険料 （雇用者負担） 10,696 3.59%	対事業所サービス 13,875 4.13%	営業余剰 15,103 3.5%
7	社会保険料 （雇用者負担） 7,189 3.18%	対事業所サービス 8,844 2.97%	社会保険料 （雇用者負担） 12,450 3.71%	医　療 13,192 3.1%
8	食料品 4,527 2.01%	諸手当 6,686 2.24%	諸手当 7,127 2.12%	不動産仲介及び賃 9,799 2.3%
9	諸手当 4,526 2.00%	運 輸 5,649 1.89%	医　療 6,434 1.92%	間接税 6,876 1.6%
10	電 力 4,232 1.87%	医　療 5,548 1.86%	対事個人サービス 5,716 1.70%	業務用機械 4,942 1.2%
国内 生産額	225,742	298,142	335,813	427,682

（総務省，1990 年，1995 年，2000 年，2010 年，産業関連表）

40

となる.

　大型医療機器についても同様で，新しい検査の単価は高く設定されたとしても，医療機器開発以前には従来の方法で検査を行っているから，機器開発に伴う実質的な医療費増加はそう大きなものにはならないのである.

　上述の理由により，2000年から2010年にかけてはトラスツズマブ（乳がん・胃がん治療薬）やシタグリプチン（DPP4糖尿病治療薬）といった画期的な新薬が登場し，PETなどのハイテク医療機器が普及した．それらはいずれも高額でありながら，コストの相対的なバランスが大きく崩れなかったと考えられる．さらに，新薬や新機器による検査などが高いというのは保険の点数と金額であって，病院が購入する際の値段はずっと低いのかもしれないということも付け加えられる.

3-4-2　一般的に指摘される医療費高騰の要因

　では，「医療費が高騰する真の原因は何であるのか？」は，大変興味のあるところである．一般的に医療費高騰の要因は以下の5つの要因とされている.
① 人口高齢化
② 医療保険制度の普及
③ 国民所得の上昇
④ 医師供給数増加（医師誘発需要）
⑤ 医療分野と他の産業分野の生産性の上昇格差
　しかし，この大変難解な問題を検討したハーバード大学ニューハウス教授の研究よると，結論から述べると，上記に示された要因は医療費の高騰に25%程度寄与しているに過ぎないとのことである．では，ここの要因の寄与に関する検討結果を見てみることとする.
① 人口の高齢化は，米国では，65歳以上の人口の割合が1950年の8%から1987年の12%に上昇した期間に，医療費が425%上昇したのに対して，人口の高齢化は15%寄与した．このことは，人口の高齢化の寄与率が，医療費の総上昇率のうちわずか30分の1（3.5% = 15/425）であったことを示している．したがって，人口の高齢化による医療費の上昇は非常に低いといえる.
② 医療保険制度の普及について見てみると，米国では公的・私的を含めた医療保険制度が普及した結果，患者の窓口負担が平均値で1950年の67%から1980年の27%に低下した．この負担低下とランド（RAND）医療保険研究の研究成果である価格弾力性を基に，医療需要は50%上昇したと算出された．同じ期間（1950〜1980年）に医療費は290%上昇している．したがって，医療保険制度の寄与率は17%（50/290）になる.
③ 国民所得の上昇について見てみると，1940年〜1990年までの期間に，米国の実質国民所得は180%上昇した．この国民所得上昇は医療費を35〜70%上昇させたと算出できる．この期間米国の総医療費は780%上昇しているので，国民所得上昇の寄与率は22分の1〜11分の1になる.
④ 医師の供給数増加などの医師誘発需要，つまり医師による過剰な検査などは医療費高騰への「医師の供給数」の寄与率が，定量的にはほぼゼロになると考えられている．寄与率を計算する際に重要なのは，変数としての「医療費の変化率」と「医師の供給数の変化率」の間に統計学的

な相関があるか否かという点が重要である．統計学的な相関とは，2つの変数の相関が経時的に
ほぼ一定であることを指す．1940〜1990年の期間に「医療費」も「医師の供給数」も増加したが，
それだけで，この2変数は正の相関関係にあり「医療費上昇の原因は医師の供給数増大による」
と結論付けてしまっては，論理の飛躍になってしまう．この研究が検証したように，10年ごと
の「医療費の変化率」と「医師供給数の変化率」の相関関係をみると，経時的に一定な相関関係
は認められなかった．たとえば，1940〜1990年の期間のうち，米国における医師の供給数の伸
び率は1970年代が最も高く，次いで1980年代で，逆に，1940年代，1950年代は伸び率がマイ
ナスであった．一方，医療費上昇率のピークは1960年代で，医師の供給率が急激に上昇した
1970年代以前であった．さらに，医師供給の上昇率が2番目に高かった1980年代の医療費の伸
び率は，医師供給上昇率がマイナスだった1940年代の医療費の伸び率よりも低いことが認めら
れたことから，医療費高騰への「医師の供給数」の寄与率は，たとえあるとしてもきわめて小さ
いものだとこの研究は結論付けている．
⑤ 医療分野と他の産業における生産性上昇の格差は，仮に，医療分野の生産性の上昇がその他
の産業分野より低い場合，相対的に医療分野の価格は上昇する．しかし，医療分野全体の生産性
を測定することは非常に困難である．生産性の測定の例としては，高血圧の患者の収縮期血圧を
120mmHgに維持（アウトプット）するのに必要な人的資源・医療資源（インプット）が，過去
30年にどう変化したかを測定することが挙げられる．生産性が1940年代よりほとんど上昇して
いないと考えられる分野，たとえば，理容店や美容室では1人の髪を切る（アウトプット）ため
に必要な時間（インプット）はほとんど変化しておらず，それに比べれば医療の生産性が上昇し
ているのは確実だとこの研究は述べている．

3-4-3　医療技術革新と医療費の関係

　上述のように，医療費上昇率への寄与率を算出する際に，要因によって算出期間は異なり，や
や時期が古いものの，1940〜1990年の期間におけるこれら5つの要因の寄与率がほぼ一定であ
ったと追加的に仮定すると，その結果，定量化・数値化できた4つの要因の総和を100％から差
し引くと，「その他の要因」の寄与率は70〜75％となる．定性的な推定しかできない5つ目の要
因「医療分野・産業の生産性」の寄与率をさらに差し引いても，「その他の要因」の寄与率は依
然として45〜50％と大きなものになる．そして，ここで言う「その他の要因」とは，定母（数
値）的な測定が困難な要因全てを含み，コスト面からの検討では医療費増加の要因とみなされな
かった「医療技術の進歩」が医療費を上昇させた要因として有力視されている．
　では，医療技術の進歩と医療費の間には，どのような関係があるのだろうか？ここでは，「逆
U字カーブ説」と「効果逓減説」について紹介することとする．

(1) 逆U字カーブ説

　逆U字カーブ説とは，米国の医学研究者 Lewis Thomas が考案した仮説で，医療費は技術が進
歩するにつれて一度上がるが，やがて下がっていくとの考え方である（図3-7）．
　Lewis Thomas は，「医療技術は，non-technology（非技術），half-technology（途上的技術），

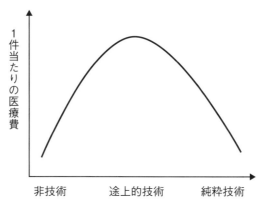

図 3-7 逆 U 字カーブ（Lewis Thomas のモデル）

genuine-technology（純粋技術）の 3 段階を経ながら発展して行く」と論じた．

non-technology（非技術）は，まだ通常の意味での科学技術とは言えない，患者ケアや看護などの技術で，医療費は低い状態を指す．次に，half-technology（途上的技術）は，病気を根治するレベルにはいたっていないものの，目の前の患者に対症療法的に用いられる医療技術を指し，臓器移植などが挙げられる．一見すると非常に先端的な技術のように見えるが，病気のメカニズムを解明した上で治療する類のものではなく，膨大な医療費が掛かってしまう．その段階を超えると genuine-technology（純粋技術）という，病気のメカニズムを解明した上で根治するレベルの技術にまで到達する．Lewis Thomas は，感染症に対するワクチンや抗生物質を例に挙げているが，この段階まで来ると病気を根本的に治療できるので医療費は減って行く．

わかりやすい例を挙げると，虫垂炎（盲腸炎）は，明治以前の non-technology（非技術）の段階では，何の手の施しようもない病気であった．そして，明治以降の half-technology（途上的技術）の段階では，外科的な処置により治療することができるようになったものの，高額な医療費を必要とするようになった．現在では，genuine-technology（純粋技術）段階に至り，虫垂炎（盲腸炎）は抗生物質により炎症を抑えることにより，より安全に，より安価に治療できるようになったというものである．

(2) 効果逓減説

効果逓減説は，「感染症に対するワクチンや抗生物質などに代表されるような医療技術の革新は，大きな費用対効果を有するが，慢性疾患や老人退行性疾患に対しては，医療技術革新の効果は著しく減少する」，つまり疾病構造が変化するにつれて医療技術の進歩が医療費減に効果を挙げなくなるとする説である（図 3-8）．

わかりやすく例を挙げると，感染症に対してワクチンや抗生物質のような費用対効果の高い治療方法が登場した結果，国民の寿命が延びることにより，ワクチンや抗生物質の登場以前は問題とならなかったような高齢者が罹患する骨粗鬆症や痴呆などの新たな疾患に対する治療が必要となり，ワクチンや抗生物質により削減された医療費以上の医療費の増加が誘発されるというものである．

図 3-8　費用逓減説
医療技術の進歩により，疾病構造の変化が起こり医療技術の進歩による医療費削減効果が減少する．

3-4-4　無意味な将来予測

　医療の投入構造はほとんど変化していないのであるから，医療費を押し上げてきた原因は医療技術の進歩に伴う疾患構造の変化に伴う全体的なコスト上昇であると考えられる．将来，ニボルマブのようなきわめて高額で，有効な医薬品が多数登場してくるようであれば話は別だが，現在のような費用構成を維持していくものと予測される．そうすると，将来の国民医療費は百数十兆円に膨張するという予測はほとんど無意味であるといえる．なぜなら，医療コストは物価あるいは賃金の上昇と連動して上昇するから，保険料率（保険料の金額ではない）の大幅な引き上げは生じないのである．人口の高齢化等の経済外的要因により医療費上昇率が賃金上昇率を多少上回る場合には保険料率の引き上げは回避できないが，現在の保険料率の2倍にもなるということは考えられない．

　将来予測は医療政策を考える上で必要な基礎的数字である．しかし，巨額の数字を示し危機感を募らせるやり方は賛同できない．ましてや若者の負担が増えることだけを強調して世代間対立を煽り，医療保険の患者負担引き上げを正当化するような将来予測の発表の仕方には疑問を超えて不快感すら感ずる．

Column　　分子標的薬は国を滅ぼす？

　日本肺癌学会（理事長＝光冨徹哉近畿大学教授）は，肺がんの診療指針で示す治療薬の優先順位に薬の値段を反映させるかどうか，検討を始めた．

　海外では，薬の値段が効果に見合っているかを分析した上で，安価な薬を薦める指針をつくる国があるが，国内の学会が検討するのは極めて異例だ．

　きっかけとなったのは，昨年，肺がん治療に使えるようになった新薬「オプジーボ®」．最も多いタイプの肺がんに使え，約3割の患者に高い効果があるとされるが，月2回の治療で体重60キロの患者の薬代は約260万円かかる．年間約3,500万円．ただし，患者の実質負担は，年間約72万円．

　どの患者に効果があるかを事前に判別することは難しく，5万人の患者が年間を通して使えば総額が約1兆7,500億円になるとの試算もある．

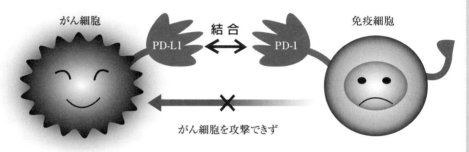

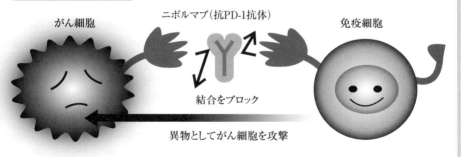

第4章

医療サービスの供給と需要

● ボーナスで何を買うか迷ってしまう～！

　新人薬剤師のAくんが待ちに待ったボーナスの時期がいよいよやってきました．
　先輩薬剤師のOさんがAくんに，「ボーナスもうすぐ出るけど，何に使うか決めてるのかい？」と尋ねたところ，Aくんは「はい決めてます！まず，車のオプションを買って車のドレスアップします．それから新しい夏物のスーツを買って，それから通勤用のカバンも買って，それから新しいノートパソコンも買って，貯金をします！」と答えました．するとOさんは，「Aくんは，高給取りだね，いったいどれだけボーナスを貰うつもりなんだい？上手に欲しいものを組み合わせていかないと，予算オーバーするよ．ところで，欲しいものを組み合わせる割合のことを経済学の専門用語で，なんていうか知ってるか？」と言いました．Aくんは予算オーバーのこともショックでしたが，Oさんの言う経済学の専門用語のことが気になって仕事が手につかなくなってしまいました．

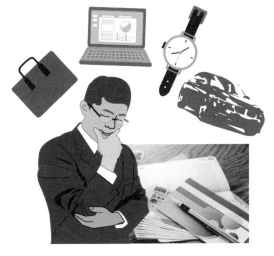

4-1　限界代替率

　サービスの供給者は，利益を最大限に得るために，生産要素を最適に組み合わせて効率的な生産を行う．この生産要素の最適な組み合わせを限界代替率という．また，消費者においても自らの予算に応じて，効用を最大限に得るために，サービスや財を最適に組み合わせる．このサービスや材の最適な組み合わせもまた限界代替率という．

　限界代替率（MRS: marginal rate of substitution）とは，ミクロ経済学において，2つの財を想定した時の主観的交換比率をいう．たとえば，消費者がフルーツを購入する代金として1,500円を用意しているとする．この予算でココナッツを1個買ったときには，パパイヤを4個買うことができる．次に，ココナッツを2個買おうとすると，パパイヤは2個しか買うことができない．このようにココナッツ（第1財）を1個増やす時に，予算の枠をはみ出さないために諦めなければならないパパイヤ（第2財）の量を，経済学では第2財の第1財に対する限界代替率という（図4-1a, b）．

　医療サービスにおいては，医療法等により医療機関に対する規制があり，公定料金制度が採用されている．したがって，価格支配力が働かないため，一般生産理論で適応されるような限界代替率の理論は成立しない．医療サービスは，限界代替率に限らず様々な点で一般的なサービスと異なることが特徴である．

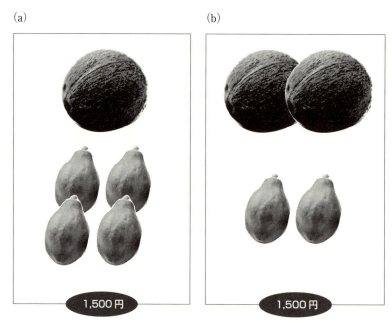

図4-1　限界代替率

第 4 章　医療サービスの供給と需要　**47**

4-2　医療サービスの生産要素

　一般的なサービスについては，限界代替率という考え方が重要であり生産要素間で限界代替率に従って生産要素を組み合わせて最大の利益を得る．一方，医療サービスの生産や消費に関しては，医療法や医療保険制度による規制があるため，限界代替率という考え方が該当しない部分が多い．

　ここでは，医療サービスの生産要素について考えてみることとする．

4-2-1　医療従事者と医療施設

(1)　医療従事者

　まず，医療にかかわる人的要素である医療従事者についてみてみると，表 4-1 のようにまとめることができる．

　表 4-1 中の栄養師以下の職種を医療従事者とするかどうかには，疑問があるかもしれない．たとえば，栄養師は，大量の食事を提供する場に必要とされる職種であり，病院に限らず学校などにも配置が義務付けられている．また，ケアマネージャーは医療と介護の境界線上の職種である．したがって，医療職とするのは適当でないかもしれない．

　一方，表 4-1 中に記載されていないが，医療職であると考えられる職種もある．たとえば，柔道整復師（整骨・接骨），鍼灸師，マッサージ師である．これらの職種が提供しているサービスは，管理医療に近いサービスであると考えられる．なぜなら，これらのサービスは医師の同意または指示により提供された場合，医療保険の給付対象となるので，条件次第では医療とみなされるからである．

(2)　医療機関

　次に，医療機関について考えてみることにする．医療機関とは，医療法で定められた医療提供施設のことであり，医療法 1 条の 2 第 2 項は，以下の 4 施設とその他の医療を提供する施設を医療提供施設と定義している．以下の 4 施設とは，病院，診療所，介護老人保健施設，調剤を実施する薬局である．さらに，病床を有する医療機関は表 4-2 のようにその機能により分類される．

　医療法は 1985 年の第 1 次改正を皮切りに表 4-3 に示す 6 度の大改正が行われ，特定機能病院，地域医療支援病院，療養型病床群などの文を設け，病院の機能区分の明確化が行われた．

表 4-1 医療従事者一覧

資格名	業務分野
医師	医業
歯科医師	歯科医業
薬剤師	調剤，医薬品の供給その他薬事衛生
保険師	保健指導，診察の補助および療養上の世話
助産師	助産，妊婦，じょく婦または新生児の保健指導，診療の補助および療養上の世話
（准）看護師	傷病者またはじょく婦に対する療養上の世話および診療の補助
歯科衛生士	歯牙および口腔疾患の予防措置，歯科診療の補助ならびに歯科保健指導
歯科技工士	特定人に対する歯科医療の用に供する補てつ物，充填物または矯正装置の作成，修理または加工
診療放射線技師	医師または歯科医師の指示の下に，放射線を人体に照射する
理学療法士	医師の指示の下に，身体に障害のあるものに対し，主としてその基本的動作能力の回復を図るため，治療体操その他の運動を行わせ，および電気刺激，マッサージ，温熱その他の物理的手段を加える
作業療法士	医師の指示の下に，身体または精神に障害のある者に対し，主としてその応用的動作能力または社会適応能力の回復を図るため，手芸，工作その他の作業を行わせる
臨床検査技師	医師の指導監督の下に，微生物学的検査，血清学的検査，血液学的検査，理学的検査，寄生虫学的検査，生化学的検査および一定の生理学的検査を行う
衛生検査技師	医師の指導監督の下に，微生物学的検査，血清学的検査，血液学的検査，理学的検査，寄生虫学的検査，生化学的検査を行う
視能訓練士	医師の指示の下に，両眼視機能に障害のある者に対し，その両眼機能回復のための矯正訓練およびこれに必要な検査を行う
臨床工学技師	医師の指示の下に，生命維持管理装置の操作および保守点検を行う
義肢装具士	医師の指示の下に，義肢および装具の装着部位の再掲および義肢および装具の制作および身体への適合を行う
救急救命師	医師の指示の下に，救急救命処置を行う
栄養師	栄養の指導
介護福祉士	身体または精神上の障害により日常生活を営むのに支障がある者に対し，入浴，排泄，食事その他の介護を行うとともに，介護に関する指導を行う
介護支援専門員（ケアマネジャー）	介護者等からの相談に応じ，および要介護者等がその心身の状況等に応じ適切な居宅サービスまたは施設サービスを利用できるよう市町村，居宅サービス事業を行う者，介護保険施設等との連絡調整を行う

第 4 章　医療サービスの供給と需要　　**49**

表 4-2　病床を有する医療機関の分類

	一般病院	地域支援病院	特定機能病院	療養型病床群	介護老人施設
定義	地域医療支援病院および特定機能病院以外の病院	地域医療の確保のために必要な支援に関する次にあげる要件に該当 ① 紹介患者への医療提供. 病院外の医師, 歯科医師, 薬剤師等の研修等の利用 ② 救急医療提供能力 ③ 地域の医療従事者の研修 ④ 病床数200床以上 ⑤ 既定の設備等	次にあげる要件に該当 ① 高度の医療提供. 高度の医療技術開発評価. 高度の医療に関する研修. ② 内科, 外科, 産婦人科, 耳鼻咽喉科, 眼科, 小児科, 整形外科, 脳神経外科, 皮膚泌尿器科, 精神科, 放射線科, 麻酔科, 歯科のうち 10 科以上の診断科 ③ 病床数400床以上 ④ 紹介患者率（逆紹介を含む）30%以上 ⑤ 既定の設備等および人員	一般病床のうち, 主として長期にわたり療養を必要とする患者を収容するもの	要介護者に対し, 施設サービス計画に基づいて, 看護, 医学的管理の下における介護および機能訓練その他必要な医療ならびに日常生活上の世話を行う施設
承認許可	所在地の知事の許可	所在地の知事の承認	厚生労働大臣の承認	追加または変更は知事の許可	所在地の知事の許可
必要施設等	各科専門の診療室, 手術室, 処置室, 臨床検査施設, X線装置, 調剤所, 消毒施設, 給食施設, 給水施設, 暖房施設, 洗濯施設, 汚物処理施設, 診療に関する諸記録, 産婦人科を有する病院：分娩室, 新生児入浴施設	一般病院に必要とされる施設のほか集中治療室, 診療に関する諸記録, 病院管理運営に関する諸記録, 化学・細菌および病理の検査施設, 病理解剖室, 研究室, 講義室, 図書室, 救急用または患者輸送用自動車, 医薬品情報室	地域医療支援病院に必要とされる施設のほか無菌病室または無菌診療可能な機器	一般病院に必要とされる施設のほか, 機能訓練室, 談話室, 食堂, 浴室	療養室, 診察室, 機能訓練室, 談話室, 食堂, 浴室, レクリエーション・ルーム, 洗面所, 便所, サービス・ステーション, 調理室, 洗濯室または洗濯場, 汚物処理室

4-2-2　希薄な生産要素の代替関係

　生産要素の代替とは，いくつかある生産要素を入れ替えることにより効率化や低コスト化を図ることであり，たとえば，これまで人間が行っていた作業をロボットに行わせることは，究極の生産要素の代替であると考えられる．

　医療サービスは，医師，薬剤師，看護師，検査技師，理学療法士，作業療法士などの労働力と，医療機器などの資本財，そして医薬品などを組み合わせることによって提供されている．ここで，これらの要素の投入量を増加させれば，得られるサービス量は増加する．たとえば，1人の薬剤師で調剤するより2人の薬剤師で調剤したほうが，より多くの処方箋を処理することができる．しかし，薬剤師を1人，2人と増やせば調剤できる処方箋枚数が2倍，3倍と際限なく増加するとは考えられない．処方箋受付をするスタッフや水剤や散剤の調剤機器も同時に増やさなければ，調剤できないからである．また，より多くの患者を扱うならば，受付や待合などを広げる必要もある．

　ここで，上述の労働力は，現在の医療において個々に独立してその職能を発揮するのではなく，医療スタッフが有機的に連携し患者の治療に当たるチーム医療が主流となっている（図4-2）．

　医療サービスの生産要素は，建築物と敷地（土地），医師・薬剤師等のスタッフ（労働），調剤機器等の医療機器（資本），そして医薬品などの消耗品に分類される．上述の通り一般的な生産理論では，労働と資本は代替関係にある．資本設備を充実させると，雇用者数を減らし人件費を削減することができる．しかし，医療においては資本と労働の間には，代替関係は成立せず，補完関係が成立することとなる．たとえば，これまで人間が手書きで行っていた薬袋の作成を薬袋印字機で行った場合，薬袋の補充，インクの交換，薬袋の整理などを人間が行う必要があり，100％人間から機械に作業が置き換わるわけではないので，補完関係と言わざるを得ない．

　ただし，一部の治療における代替関係は成立する．たとえば，医薬品においては，先発医薬品と後発医薬品（ジェネリック医薬品）の関係である．また，治療においては，悪性腫瘍（がん）に対する外科的治療と化学療法剤による薬物治療がこれに当たる．さらに，医療機関に関しても，病院に対して診療所または，介護施設などもこれに当たる．

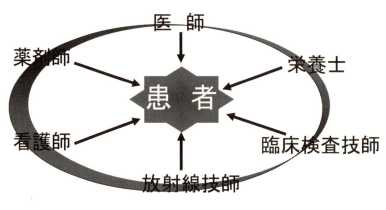

図4-2　チーム医療

第 4 章 医療サービスの供給と需要 **51**

4-2-3 人員配置基準

先に述べたように，医療サービスは各生産要素が適切に組み合わされることにより医療の質が保たれる．わが国では，医療サービスの質を確保するために医療法等により配置すべき施設やスタッフの数が規定されている（表4-1，表4-2）．医療法は戦後間もない時期に規定された法律であり，その後の医療技術の進歩に適切に対応するために，1985年の第1次改正を皮切りに医療の進歩に対応するために逐次改正が行われている（表4-3）．

ここでは，医療法と診療報酬上の取り扱いの2つの規定により規制を受ける看護師数について

表 4-3　医療法改正事項

第1次医療法改正	第2次医療法改正
●昭和60年成立，昭和61年8月施行 ●背景 　・公的病院の病床規制→民間病院の病床増 　・富士見産婦人科事件，十全会グループ事件→医療法人の在り方 ●内容 　・医療計画制度の導入 　　（医療圏，必要病床数） 　・医療法人に対する指導監督等の強化 　　（非医師の医療法人の制限等）	●平成2年提出，4年成立，5年4月施行 ●内容 　・医療提供の理念規定の整備 　　（信頼関係，在宅利用） 　・医療施設機能の体系化 　　（特定既往病院と療養型病床群の制度化） 　・医療に関する情報提供の推進 　　（広告規制の緩和と院内啓示の義務付け） 　・医療機関の業務委託水準の確保
第3次医療法改正	第4次医療法改正
●平成9年12月成立，平成10年4月施行 ●内容 　① インフォームドコンセントの規定の整備 　② 療養型病床群の診療所への拡大 　③ 地域医療支援病院の制度化 　　・かかりつけ医を支援し紹介患者への医療提供 　　・施設設備の共同利用 　　・救急医療 　④ 地域医療計画の必要的記載事項の追加 　　・療養型病床群の整備目標，設備等の共同利用等 　⑤ 医療法人の付帯業務の拡大 　⑥ 広告事項の追加	●平成12年成立，平成13年3月施行 ●内容 　① 病床区分の見直し 　② その他の病床→一般病床，療養病床 　③ 平成15年8月までに病床区分を届出 　④ 一般病床92万3千床，療養病床34万6千床 　⑤ 地域医療計画の見直し 　⑥ 必要病床数→基準病床数 　⑦ 算定方式の見直し（平均在院日数の短縮化） 　⑧ 広告基準の緩和 　⑨ 医師，歯科医師の研修の必修化（医師法，歯科医師法）
第5次医療法改正	第6次医療法改正
●平成18年成立，平成19年施行 ●内容 　① 患者への医療に関する情報提供の推進 　② 医療計画制度見直し等を通じた医療機能の分化・地域医療の連携体制の構築 　③ 地域や診療科による医師不足問題対応 　④ 医療安全の確保 　⑤ 医療法人制度改革 　⑥ 有床診療所に対する規制の見直し	●平成26年6月成立，10月施行 ●内容 　① 病床の機能分化・連携の推進 　　⇒病床機能報告制度と地域医療構想の策定 　② 在宅医療の推進 　③ 特定機能病院の承認の更新制の導入 　④ 医師・看護職員確保対策 　⑤ 医療機関における勤務環境の改善 　⑥ 医療事故に係る調査の仕組み等の整備 　⑦ 臨床研究の推進 　⑧ 医療法人制度の見直

少し触れることにする.医療法では,入院患者数に対して雇用されている看護職員の数が「3対1」であることが最低基準として規定されている.そして,診療報酬上の取り扱いでは,「7対1」や「10対1」は,看護職員(看護師・准看護師)1人に対する,入院患者の人数のことを示している.つまり,「7対1」は,「看護職員1人当たり,7人の患者を受け持つ」,「10対1」は,「看護職員1人当たり,10人の患者を受け持つ」と規定されている.看護は,一般に1人の看護師が担当する入院患者数が少ないほど手厚い看護が行われるので,診療報酬では患者と看護師の比率(7対1看護,10対1看護などという)によって入院1日当たりの単価に格差が設けられている.この診療報酬上の格差が,入院患者の重症度を考慮し必要に応じて多数の看護師が配置されている場合は問題ない.しかし,この診療報酬の格差が,より高い診療報酬を得るために実際に必要とされる必要数を超える看護師を採用するインセンティブとなっている場合がある.このような制度の悪用により,効率的な資源配分が阻害され,慢性的な看護師不足と看護師の人件

表 4-4 医療施設別,病床区分別の人員配置基準

	病床区分	職種							
		医師	歯科医師(歯科,矯正歯科,小児歯科,歯科口腔外科の入院患者を有する場合)	薬剤師	看護師及び准看護師	看護補助者	栄養士	診療放射線技師,事務員その他従業員	理学療法士作業療法士
一般病院	一般	16:1	16:1	70:1	3:1	—	病床数100以上の病院に1人	適当数	適当数
	療養	48:1	16:1	150:1	4:1(注1)	4:1(注1)			
	外来	40:1(注2)	病院の実状に応じて必要と認められる数	取扱処方せんの数75:1	30:1	—			
特定機能病院	入院(病床区分による区別なし)	すべて(歯科,矯正歯科,小児歯科,歯科口腔外科を除く)の入院患者	歯科,矯正歯科,小児歯科,歯科口腔外科の入院患者	すべての入院患者	すべての入院患者	—	管理栄養士1人	適当数	—
		8:1	8:1	30:1	2:1				
	外来	20:1	病院の実状に応じて必要と認められる数	調剤数80:1(標準)	30:1				
療養病床を有する診療所		1人	—	—	4:1(注1)	4:1(注1)	—	適当数(事務員その他の従業員)	—

(注1) 療養病床の再編成に伴い省令改正.平成24年3月31日までは,従来の標準である「6:1」が認められている.
(注2) 耳鼻咽喉科,眼科に係る一般病院の医療配置標準は,80:1である.

(厚生労働省,医療法に基づく人員配置標準について)

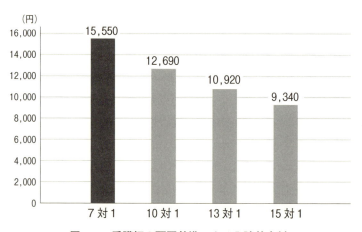

図 4-3 看護師の配置基準による入院基本料

第4章　医療サービスの供給と需要　**53**

費の高騰を起こしていることが問題視されている（表4-4, 図4-3）.

4-2-4　医薬品

医薬品は, 医療において不可欠な要素であると共に, 中間投入の最も大きいものである. 医薬品には, 処方箋を必要としない一般用医薬品（OTC）と処方箋を必要とする医療用医薬品の2種類がある. 本書では, 特に断らない限り医薬品とは, 医療用医薬品のことである.

薬剤師は, 医薬品の適正使用を行うことがその存在意義である. 医師の診断に従い, 無数にある医薬品の中からその患者に最適な医薬品を選択することが, 薬剤師の業務である. また, 病院などの医療提供機関における医薬品の選定においてもその職能を発揮することが求められている. すなわち, 先発医薬品から後発医薬品への変更の際に, 医薬品の効果に関する評価と価格についての検討を同時に行い, 施設の医薬品購入経費の低減に貢献することが必要である.

4-3　費　用

4-3-1　生産量と費用の関係

経済学的に生産量と費用は, 比例関係にある. 一般的な製造業を例示すると, 自動車産業の場合, 生産量は台数であり, 鉄鋼業の場合, 生産量は重量である. それでは, 医療サービスの生産量とは何か？多くの場合, 医療サービスの生産量は, 国民医療費とされているが, 本当にそれでいいのか？

自動車生産高＝販売価格×生産台数

自動車生産高は, 上の式で表される. ここで, 国民医療費は, 自動車生産高に相当し, 生産台数ではない. 国民医療費は, 他に適当な生産量の指標がないので, 便宜上使用しているにすぎないのである. ならば, 生産台数に当たる数値として患者数が考えられるのが妥当なのか？

しかし, 医療の生産量を患者数とした場合, 次のような問題が起きてくる. データの質, 分布の形状などを考慮し, 適切な代表値を選択する必要がある. 対象患者が, 同一な病院の場合, 病床数100床の病院より病床数200床の病院の方が, サービスの生産量は多くなる. しかし, 話はこんなに簡単ではない. たとえば, 対象患者が異なる場合, がん患者病床数100床と一般病床200床では, どちらのサービスの生産量が高いのか？がん患者の治療には高度な医療技術が必要となり, 同時に高価な医薬品が多数使用される. 一方, 一般病床の場合, すでに普及した安価な治療が行われ, 医薬品も後発医薬品を多用し低コストで行うことができるであろう. したがって, がん病床の患者と一般病床の患者を安易に, 患者数で比較することにより生産量を比較することは, 困難である.

以上のような難点はあるが, ここでは医療サービスの生産量を患者数で表すこととする. 経済学の考え方では, 費用と生産量の関係は, 図4-4のように連続した曲線であると考えられている.

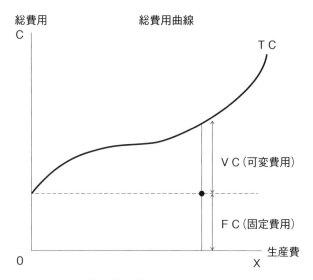

図4-4 一般的製造業の費用と生産量の関係曲線

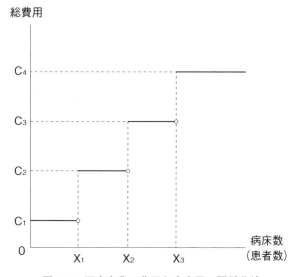

図4-5 医療産業の費用と生産量の関係曲線

しかし，医療サービスの生産量と費用の関係は，図4-5のように階段状の不連続線になると考えられる．

医療の費用と生産量の関係曲線が階段状の不連続線になる理由は，以下のとおりである．ある患者数までは，現在の設備やスタッフで対応できるが，一定数を超えると施設拡張やスタッフ増員が必要になるからである．たとえば，9時から17時まで，1日平均50人の患者の処方箋を処理する調剤薬局を考えてみよう．1日平均の患者が51人に増えても調剤することはたやすく，52人，53人に増えても何とか対応できるであろう．しかし，徐々に患者が増えていったらどうか？ある人数から1人では対応しきれず，営業時間を延長するかあるいは薬剤師を1人雇うことになるであろう．薬剤師1人雇って対応したとすると，この時点から薬剤師への俸給支払いが発

生するので，薬局の経費は飛躍的に増加する．ここでは薬局を例としたが，病院，診療所も同様で，患者数によって経費が階段状に上がることになる．

4-4 医療サービスの需要

4-4-1 医療サービスの消費

経済学では，消費者は所得制約のもとで自らの効用を最大化できるような，財やサービスの消費を行う．しかし，医療サービスは，いつ，どれだけの量を受容するか不明であり，医療サービスの効用は，治療効果であり，原状復帰あるいは病状の悪化阻止である．他の財やサービスが，効用の増加をもたらすのとは少し意味が異なる．さらに，医療費は非常に高額である．

(1) 医療は消費か投資か

なぜ人は，医療サービスを消費するのか？それは，疾病やケガを治し，心身の苦痛の除去（緩和），死の恐怖から逃れるためである．治療すれば大きな安らぎが得られ，我々は医療サービスの消費から計り知れない効用を得ている．

何らかの効用を得るために消費するという点では，医療サービスも他の財やサービスを消費するのと同じである．しかし，医療サービスは以下の2点が他のサービスと異なる．

① 事前に消費計画が立てられないこと．
② 医療サービスの消費から得られる効用の増加はない．病気になったため失った効用を取り戻すに過ぎない（原状復帰）（図4-6）．

他のサービス，たとえば教育を受ければ，それ以前と比較して知識水準が高くなり，その分だ

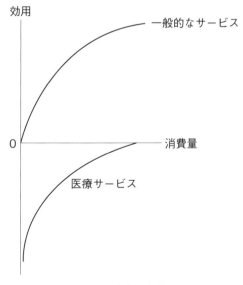

図4-6 消費量と効用

け効用が増加する．しかし，医療は，病気になったために低下した健康水準を回復させるだけであり，以前より効用が増すことはない．

ここで，医療サービスは消費なのか投資なのかという問題がある．これは非常に難しい問題である．たとえば，瀕死の状態にある人は，治療当初は苦痛の除去（緩和）のために医療サービスを受けるので，これは消費と考えられる．しかし，ある程度症状が改善すると，早期の社会復帰を希望し，自らの高品質化のために医療サービスを消費するので，これは投資と考えられる．したがって，医療サービスは，消費であり，投資でもあるので，どちらが正しいというのではなく，どちらも正しいと考えられる．

Column　チーム医療で薬剤師に求められる役割

チーム医療とは，医療の質の確保と効率化を行うために，患者を医療の中心において，医師，薬剤師，看護師をはじめとした医療専門職がそれぞれの専門分野を生かして分担・連携し，質の高い医療の実現を達成する医療提供体制である．この中で，薬剤師は，どのような役割を求められているのか？

平成20年6月に厚生労働省から発表された「安心と希望の医療確保ビジョン」では，医療機関に勤務する薬剤師がチーム医療の担い手として活動するために，病棟等で薬剤管理や，医師・看護師と患者・家族の間に立ち服薬指導を行うなどの業務の普及に努める．また，医薬品の安全性確保や質の高い薬物療法への参画を通じ医師等の負担軽減に貢献する観点から，チーム医療における協働を進めると共に，資質向上策の充実も図るとある．

また，平成20年8月に日本学術会議から発表された「専門薬剤師の必要性と今後の発展」の中でなされたチーム医療において専門薬剤師がなすべき業務は，専門領域の医薬品の副作用・相互作用マネージメントのための臨床検査・薬物血中濃度測定のオーダーを医師に代わって行い，必要な対応を提案する．さらに副作用の重篤化の回避や治療に難渋する患者への対応においても，医師との協働のもと，処方の提案や処方設計を分担するなどが挙げられている．

このように，チーム医療の中で薬剤師が求められている能力は，これまで以上に高度な薬物治療への参画である．

第5章

医療保険

● 公的医療保険て，どんな仕組み!?

　今日は給料日です．新人薬剤師 A くんは，O 先輩に「せっかく給料をそこそこ貰っても，健康保険料なんかでいっぱい引かれて，手取りはとても少なくなっちゃいますよね．病気なんてしないんで，健康保険なんてやめたいですね．自由加入にしてくれるか，民間保険にしてくれればいいのに」と愚痴をこぼしていました．すると O さんは，「強制加入の国民皆保険でなくなったら，アメリカみたいにものすごく医療費上がっちゃうよ．それでもいいの？国民皆保険を維持するためには，みんなが少しずつ保険料を払う必要があるのさ」と言いました．これを聞いた A くんは，公的医療保険制度の重要性について知らなかったので，愕然としてしまいました．

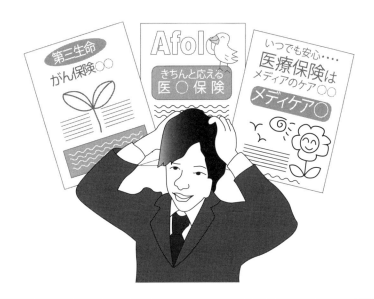

5-1　医療の不確実性

　一般的な財やサービスの消費は事前に予定・予測を立てることができる．たとえば，新型スマートフォンと食器洗い機，海外旅行といった一般的な財やサービスは，事前に計画を立てて購入することができる．また，予算制約と家計の好みにより，財やサービスを選択することができる（図5-1）．一方，医療サービスはどうかというと，いかに合理的消費者であっても，事前にその消費を予測できない．一般的な日本人は年間2～3回受診するといわれているが，いつ，どれだけの医療サービスを受けるかを予測することは消費者にとって大変困難である．これを，医療サービスの不確実性という．すなわち，医療サービスの需要には不確実性が伴うので，消費計画を立てることができない．また，医療費がサラリーマンの昼食代程度に安価なら問題にならないが，医療費が際立って高いため，医療の不確実性がより強調されてしまう．

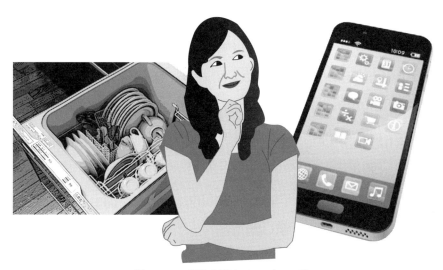

図5-1　一般的な財やサービスの購入

5-2　価値財としての医療

　ここではまず，需要・供給曲線について少し触れておくこととする．需要とは買い手（需要者）が財やサービスを欲しいと思う気持ちのことである．それに対して，供給とは売り手（供給者）が財やサービスを売りたいと思う気持ちのことである．ここで，買い手（需要者）が財やサービスを買おうと思っている場合，財やサービスの価格が安ければ購入量（需要量）は増加し，価格が高ければ購入量（需要量）は減少することになる．この買い手（需要者）の行動を表した曲線が図5-2のP,E,Dで表される曲線であり（市場）需要曲線と呼ばれる．一方，売り手（供給者）が財やサービスを売ろうと思っている場合，価格が高ければ生産量（供給量）は増加し，価格が低ければ生産量（供給量）は減少することになる．この売り手（供給者の行動を表した曲線

が図5-2の曲線Sである）．たとえば，価格がP_2のとき，供給量は$0X_4$であるが，需要量は$0X_2$であるため，$X_2 X_4$の供給超過が生じる．よって，この時の設定価格は高すぎたことがわかる．次に，価格がP_1のとき，供給量は$0X_1$であるが，需要量は$0X_3$であるため，$X_1 X_3$の需要超過が生じる．よって，この時の設定価格は安すぎたことがわかる．最後に価格をEに設定すると，供給量が$0X^*$なのに対して，需要量は$0X^*$となり，この時の価格が供給超過も需要超過も発生しない均衡価格であることがわかる．ここで，均衡価格に市場価格が落ち着いたとしても図5-2の破線で示した需要曲線部分の顧客は，消費から排除されてしまうことを示している．すなわち，波線部分の消費者は，サービスに対して高い価値を与えておらず，市場価格では高すぎると考えて消費しない人々か，サービスに対して非常に高い価値を与えているが，所得が少ないため均衡価格では消費できない人々である．

しかし，消費排除が好ましくない財やサービスも存在する．たとえば，消防，警察，教育などの公共サービスや価値財などである．教育を受けなくても生活はできる．しかし，社会全体の発展から考えると人道的に好ましくない．教育を受けない人々が高度な活動に従事することは難しく，一国の社会経済が停滞するので，私学助成金，奨学金などにより学校，個人を支援している．公共サービスや価値財などの消費を，市場メカニズムに委ねることも可能であるが，社会的に消費することがより望ましいと考えられるサービスもあり，これらを価値財（メリットグッズ）という．したがって，これら価値財は，中央政府による所得の再分配により，万人がその恩恵を受けられるようにコントロールされている（図5-3）．

もし，医療サービスにおいて消費排除が発生したらどのようなことが起こるのであろうか？低所得者を医療サービスから排除すると低所得者は，短命に終わってしまう．また，治療を受けられない病人が巷にあふれて伝染病が蔓延し，次々と病人をつくり出す．現に，産業革命直後の低所得者の平均寿命は，35歳前後だった．個人の生命を最大限に尊重し社会全体の保健衛生レベルを引き上げるため，万人が医療を受けられる仕組みが必要である．

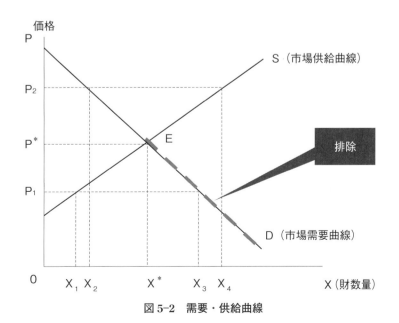

図5-2　需要・供給曲線

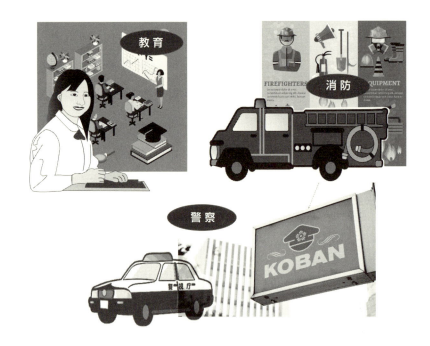

図5-3 メリットグッズ

　日本における公的医療制度の始まりは，1911年の工場法と位置付けられている．日清・日露の戦争を経て，日本の資本主義，金万能主義は国是のごとく発展していった．近代工業の中で，とりわけ発展していたのが製糸業で，1911（明治44）年の輸出は全世界の半分になった．それを担ったのが，製糸労働者で1904年代の13万5千人から1916年には24万5千人へと増加し，90％は女性だった．10歳以下を含め20歳以下が6割の少女たちが地獄のような労働を強いられていたので，この状態を改善するために工場法が制定された．その後，1937年，日中戦争時，徴兵検査の結果が思わしくなく，兵隊の供給源である農村の青壮年層の体力向上を急ぐために「国民健康保険法案」が，時の内閣総理大臣陸軍大将林銑十郎により衆議院に提出され，戦争遂行のために世界に冠たる日本の医療保険の基礎がつくり出された．そして，第2次世界大戦後の1961年の国民皆保険達成へと発展していく．

5-3　大数の法則

　前述のとおり医療サービスにおいて消費の排除が発生することは，社会的に見て大変マイナスである．しかし，医療サービスを受けるためには非常に高い費用がかかると同時に，いつその消費が発生するかの予測がつかないことが，万人が医療サービスを受ける上での問題となる．健康保険組合連合の調査によると，患者1人当たりの1か月の医療費が4千万円を超える報告もあり，これほどの高額な医療費を個人で支払うために，貯蓄することはよほどのことがない限り不可能である．また，いつ使うかわからない高額の医療費に備えて貯蓄するのは，合理性に欠ける．したがって，万人が医療を受けるための社会的な仕組みとして，個人が少額の拠出をする医療ファ

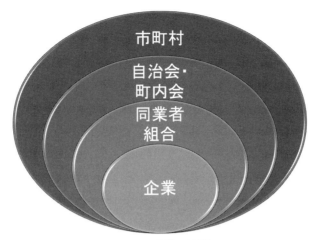

図 5-4　大数の法則
発生率が安定して医療費支出額も安定する.

ンド（公的医療保険）や税の一部を医療サービスの消費に充てる公的医療が必要となる.

　個人で見ると病気の発生率は一定しないが，職場，自治会，町内会など集団の規模を大きくするほど，病気の発生率は安定した値になる傾向がある．これを大数の法則という．したがって，個人ではなく職場や地域などの集団で少しずつお金を出し合って医療ファンドを設ければ，医療ファンドにある程度の資金が貯蓄され，加入者が医療サービスを受ける際の費用の大半を支払うことができるようになり，個人の負担が軽減される．自治会，町内会では病気の発生率に大きな変動があるが，大数の法則により集団の規模を市町村単位へ，職場であれば支社・営業所単位から企業単位，さらには同業者組合レベルへと拡大すると，病気の発生率は安定し，医療費支出も安定してくる（図5-4）．健康保険組合設立基準からみても，医療ファンドは700人以上であれば，病気の発生率は安定し，医療費支出も安定し医療ファンドが運営できると考えられる．

5-4　公的医療保険と情報の非対称性

　医療ファンドは，国（政府）が強制加入を原則として運営する社会保険と生命保険会社や損害保険会社などが運営する民間保険に大別される．そして，米国など一部の国を除くほとんどの国々では，強制加入を原則として運営する社会保険方式により医療ファンドが運営されているが，なぜ多くの国々において社会保険方式により医療ファンドが運営されているのであろうか？

5-4-1　情報の非対称性

　医療経済学の立場から考えると，医療ファンドの運営者（保険者）は，多数の保険加入者（被保険者）から保険料を徴収し，保険事故（病気）に対して保険金（医療費）を給付する．ここで，保険料額は，医療ファンドの場合ならば，保険者の健康度によって異なる．すなわち，健康度が高い加入者（低リスク者，健康な人）ならば，保険事故発生率（発病率）が低く給付が少ないの

で保険料は低額であり，健康度が低い加入者（高リスク者，不健康な人）ならば，保険事故発生率（発病率）が高く給付が多いので保険料が高額となる．しかし，保険者が，加入者個々のリスクを完全に把握し保険料を設定することは，技術的に困難であるので，加入者の平均的なリスクによって保険料は設定されている．このような状況において，加入者心理として「負担は軽く」，「給付は厚く」を望むので，加入者は保険者に対して自分は低リスクであることを主張する．一方，保険者は，加入希望者の甘い自己評価を知っており保険加入の審査を行う．このように加入者のリスクにおいて，保険者と加入者の間には情報の非対称性が存在することとなる．

5-4-2 逆選択

加入者と保険者の間に存在する加入者のリスクに関する情報の非対称性の結果，保険者は加入者の甘い自己評価を受け入れ，少なく見積もられた保険料で医療ファンドを運営せざるを得なくなる．そして，図5-5に示したような現象が起こる．まず医療ファンドは，加入者の自己申告に基づいたリスクA1に対する保険料により運営を開始する．しかし真のリスクA1'値との間にギャップが生じてしまい，医療ファンドの資金が不足することとなる．その結果，保険料を被保険者の真のリスク率A1'まで引き上げる必要が生じる．しかし，ここで，リスクの低い人（健康な人）は保険料が高すぎると判断し契約を解除してしまう．そして，このリスクの低い人（健康な人）の契約解除により，医療ファンド全体のリスク率はA2まで上昇してしまうため，再び医療ファンドの資金不足となり，再度保険料の引き上げが起こる．そして，2番目にリスクの低い人（健康な人）は保険料が高すぎると判断し契約を解除してしまう．このサイクルが何度も引き起こされ，最終的に，医療ファンドに残った加入者は最もリスクの高い人だけとなり，医療ファ

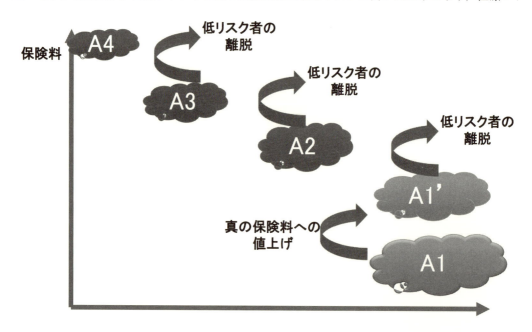

図5-5　医療保険における逆選択

ンドの運営が立ち行かなくなる．この現象を逆選択（逆淘汰）という．一般に，優れた者（低リスク者）だけを残すことを淘汰というが，医療保険では劣った者（高リスク者）だけが残るという逆の淘汰が行われることとなる（図5-5）．

さらに，医療ファンドがない場合には，一般的に人々は健康維持に努めて医療費支出を抑えようと努力するが，医療ファンドが成立しそれに加入することにより，人々は家計に大打撃を与えるような医療費支出がないのでついつい不摂生をしてしまいがちになる．このような現象をモラルハザード（道徳的危険）という．

このように医療ファンドのリスク率は逆選択とモラルハザードにより常に当初の見積もりより高い状態にあり，保険料の引き上げが生じる状態にあり，リスクの低い加入者が離脱してしまいかねない状況にある．しかし，医療ファンドの運営において，リスクの低い（健康）人の加入は絶対条件であり，加入脱退が自由な民間保険では，リスクの低い人を加入させ続けることは難しく，老人から若者まで，リスクの高い人からリスクの低い人までを強制加入させるためには，公的医療ファンドだけがリスクの低い人を押しとどめておける唯一の方法である．したがって，民間企業の医療保険は成り立たず，強制加入の公的医療保険だけが，健康な人を保険に押しとどめておける唯一の方法であるといえる．

5-5　保険の非効率性

このようにして医療ファンドすなわち健康保険は，公的な強制力のもとで運営されている．その理由として以下のことが考えられる．公的医療保険を導入することによって，医療費を簡単に支払うことができなかった低所得者も医療を受けることができるようになり，国民全体の医療レベルを向上することができ，その結果，社会全体の保健衛生レベルを向上し，伝染病などの蔓延を防ぐことができ，個人の生命を最大限に尊重し，労働力の確保ができるわけである．

それでは，医療保険によってもたらされるデメリットはないのであろうか？図5-6に示したように，医療保険がない場合，供給曲線と需要曲線が交わるE点が医療の市場価格となり，医療サービスの需要量X^*と料金P^*が決定され，社会全体が負担する医療費は四角形$0X^*EP^*$（斜線部）の面積となる．一方，医療保険導入の場合，消費の排除がなくなりすべての需要が満たされるので，社会全体が負担する医療費は四角形$0DSP$（斜線部＋網かけ部分）の面積となり，医療保険がない場合と比較すると医療費が著しく増加することとなる．したがって，医療保険の導入により，社会全体が負担する医療費は増大し，非効率的となる（図5-6）．

このような医療の非効率を改善するために，医療における市場原理の導入が盛んに唱えられている．しかし，医療の効率化のために市場原理を導入すると以下のようなことが考えられる．まず，「医療提供者（医師）と医療消費者（患者）の間の情報の非対称性」の存在下では，医療知識の乏しい患者は，医療知識の豊富な医師に言われるままの医療を消費し，患者心理として高額医療イコール優秀な医療となり，市場原理による競争による質の向上と効率化はなりたたず，またそれは同時に医療の高騰になる恐れがある．また，医療においては，質の高い医療サービスを供給しようというインセンティブが非常に強く，患者側も質を求めている財であるので，規制緩

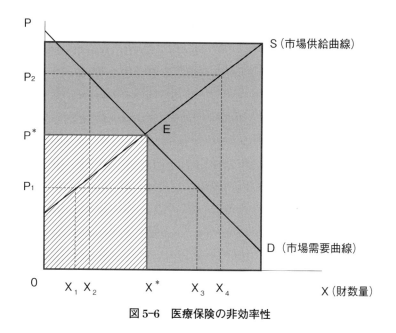

図 5-6　医療保険の非効率性

和により価格が非常に上昇し，その結果，国民皆保険制度の崩壊につながりかねない．市場原理を導入した医療は，まさに米国で行われている医療であり，米国の医療費は他の国々をはるかにしのぐ高額となっている．したがって，医療の効率化のために，市場原理を医療に持ち込むことは非常に危険なことである．

第6章

医薬品の製造・流通

● どんな特許があるの？

　薬局内の勉強会でARB薬であるブロプレス®の特許が切れたことを知った新人薬剤師のAくんは，先輩薬剤師のOさんに「これでブロプレス®の特許も切れたんで，ジェネリック薬もたくさん出てきますね」と言ったところ，Oさんは「ほんとにジェネリックたくさん出るかな？」と答えました．不思議に思ったAくんは，「どうしてそう思うんですか？特許は切れたって言ってたじゃないですか？」と尋ねました．Oさんはすかさず「でも物質特許が切れただけだろ？他にいろいろと特許を取って，他の製薬企業が手を出せないようにしてるんじゃないの？」と答えました．Aくんは「特許っていくつもあるんですか？」とつぶやきました．特許は1種類だけだと思っていたAくんピンチ！

医薬品は，医療に不可欠なものでありその開発，製造は，GLP（Good Laboratory Practice），GCP（Good Clinical Practice），GMP（Good Manufacturing Practice）といった規則を遵守する必要があり，多大な費用が必要となる．さらに，医薬品の流通は，薬価収載されて初めて医療保険の対象医薬品となることなど，一般的な財やサービスと異なり非常に特殊な流通形態をとっている．

6-1　新薬の登場と保険適用

6-1-1　新医薬品誕生までのプロセス

医薬品の開発は，化合物を合成，培養，抽出などにより広範に収集し，数十万から数百万の化合物群からなるライブラリーを作成することから始まる．また，ゲノム，プロテオーム解析などを通じて，病態にかかわると考えられる標的分子を見つけ出すことも必要である．そして，ハイスループット・スクリーニングといわれる自動化されたロボットなどを用いて，膨大な種類の化合物から構成される化合物ライブラリーの中から，創薬ターゲットに対して活性を持つ化合物を選別し，新薬のもととなるリード化合物を見つけ出す．さらに，リード化合物に化合物修飾を加えた化合物の中から，生化学，薬理，代謝，安全性研究などを通じて，薬効・安全性の両面から最適な化合物を選び出す．この段階で有効性が認められる化合物はごくわずかなものとなる．そして組み合わせ論に基づき，多数の化合物群（ライブラリー）を効率的に合成し，それらを様々な目的に応じて活用していく技術であるコンビナトリアルケミストリーなどの化学変換により，リード化合物の周辺化合物を数多くつくる．次に，薬効薬理試験により効果を発現する適正な投与量を確認した後，どのような方法で使用するかなどを調べ，薬物動態試験により体内でどのように吸収され，分布し，排泄されるかなどを調べる．そしてさらに，安全性薬理試験により大量投与されたときに主な生理機能に対して医薬品としてどのような望ましくない作用があるのかを確認する．毒性試験ではげっ歯類やイヌ，サルで急性，亜急性，慢性毒性試験を実施する．また医薬品の特性に応じて，発がん性や依存性などの毒性試験が必要となる．こうしたことを徹底的に調べ，ヒトに対する安全性を予測したうえで臨床試験に移る．ここで，安全性薬理試験と毒性試験は，先に述べた GLP により規制されている．

非臨床試験をパスした薬の候補は，新薬の承認申請に必要なデータを作成するためにヒトを対象にした臨床試験が行われる．臨床試験に参加する被験者に試験の目的や内容を十分に説明し，文書による同意を得ることが求められている（インフォームド・コンセント）．臨床試験は大きく 3 段階に分けられ，病院などの医療機関で，健常者や患者を対象とした試験を長期にわたり繰り返し行い，データを収集して，薬としての可否が判断される．

① 第 I 相（Phase I）
同意を得た少数の健康人志願者を対象に，安全性のテストを行う．

② 第 II 相（Phase II）
同意を得た少数の患者を対象に有効で安全な投薬量や投薬方法などを確認する．

③ 第III相（Phase III）
同意を得た多数の患者で，「二重盲検試験」などにより，既存薬などと比較して新薬の有効性および安全性をチェックする．
（https://www.nibio.go.jp/guide/page2.html を参照）

6-1-2　医薬品の承認

　臨床試験により医療上の有効性と安全性が確認された新薬は，製薬企業によって厚生労働省に製造販売承認の申請が行われる．これを受けて厚生労働省は医薬品医療機器総合機構（PMDA）における治験前の段階から承認申請資料などにかかる相談を受ける治験相談などの「対面助言」を行った後に，製造販売承認申請が行われ，提出された申請資料の内容が倫理的かつ科学的に信頼できるかどうかを調査する「信頼性調査」，信頼性調査の結果を踏まえて申請された製品の効果や副作用，品質について現在の科学技術水準に基づき，審査を行う「承認審査」が行われる．申請された製品を製造できる能力を有するかどうかを調査する「GMP調査」などの審査にかけ，その結果をもって，厚生労働大臣の諮問機関である薬事・食品衛生審議会に諮る．審査をパスしたものには，厚生労働大臣から製造販売承認が与えられる．承認申請資料の審査は，医学，薬学，生物統計学などの分野別の専門官によるチーム審査が行われ，さらに臨床家などの立場からの専門委員の意見を踏まえ審査報告書が作成される（図6-1）．

　医薬品は，高利潤を生みだす知識集約的製品であるといえる．画期的な新薬の創薬（医薬品の開発）は，難病に侵された人々に大きな希望を与える光である．そして画期的な新薬は社会的に

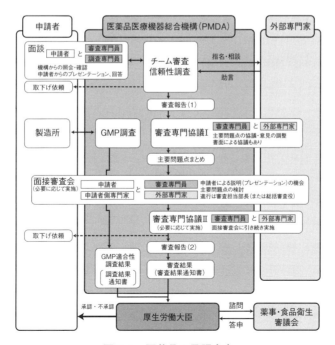

図6-1　医薬品の承認審査
（PMDA，承認審査業務（申請審査等））

も高く評価され，開発者に大きな利益をもたらすので，製薬企業にとっても新薬を創薬すること
は希望の光である．しかし，画期的新薬が膨大な利潤を生みだすため製薬企業と研究機関の癒着
を生みだし時に悲惨な薬害を生みだすこともある．その一例として，1980年代の薬害エイズ事
件は非常に有名である．

薬害エイズ事件とは，ヒト免疫不全ウイルス（HIV）の病原体が特定されておらず，検査法や
不活化法も確立されておらず，潜伏期間も長かったため，血液製剤による感染リスクがどの程度
あるかについての医学的知見はすぐには確定しなかったにもかかわらず，「後天性免疫不全症候
群の実態把握に関する研究班」（いわゆる，エイズ研究班）の班長であった安部英氏らが様々な
圧力を受け，HIVに感染したと推定される外国の供血者からの血液を原料に製造された血液凝固
因子製剤を，ウイルスの不活性化を行なわないままに流通させ治療に使用したため，それを投与
された患者がHIVに感染して，エイズを発症し多数の死亡者を出した事件である．

6-1-3 特許と先発品・後発品

(1) 医薬品の特許

新薬の開発には，予期せぬ副作用の発現，既存薬に及ばない効果などの不確定要素が多くある
ため，莫大な予算と時間が必要である．そのため，晴れて新薬の開発に辿り着いた開発者の権利
（知的財産権）を守るため，特許が認められている．

医薬品の特許には，新しい化学構造の物質が医薬品に使用できることを発見した際に与えられ
る「物質特許」，既存の医薬品の新しい製造方法を発見した際に与えられる「製法特許」，錠剤か
らカプセル剤など既存の医薬品を新しい製剤によって処方すると有効であることを発見した際に
与えられる「製剤特許」，既存医薬品の新しい効能や効果を発見した際に与えられる「用途特
許」の4種類が存在する（図6-2）．

この4つのなかで，製薬企業にとって特に重要で，価値が高いのは物質特許である．しかし，
物質特許を取得するためには大きな費用と時間が必要となるため，上記のそれ以外の特許などで
自社の知的財産を増やすことが企業戦略となる．

現在の特許法では，取得した特許権の存続期間を出願から20年と定めている．通常，治験を
行う前の段階で特許の出願を行うので，その後の開発・審査に10〜15年ほどかかることを差し
引けば，製薬会社が実際に新薬を独占販売できる期間は5〜10年ほどに過ぎないことになる．

しかし，新薬の開発・審査には安全性の確保などのため相当な時間を割かなくてはならない状
況を配慮して，国は，製薬会社が申請すれば，「特許発明の実施をすることができない期間」と
して5年を上限に特許の延長を認めている．

新薬の物質特許が切れた後，通常，後発医薬品メーカーは，新薬と同じ有効成分で効能・効果，
用法・用量が同一で新薬に比べて低価格な医薬品，いわゆる「ジェネリック医薬品」を発売する．

ただし，物質特許の期間が切れても，製法・製剤・用途などの特許が残っている場合には，異
なる製法・製剤・用途で製造販売しなくてはならない．そのため，先発医薬品メーカーは自社の
利益を守るため，特許を何段階に分けて取得し，自社の新薬の独占販売期間を延ばすなどの戦略
をとることが非常に重要である（表6-1）．

第 6 章　医薬品の製造・流通　**69**

創薬研究	物質特許	物質そのものを保護する特許で、一般に化学式などで特定される。物質特許は医療品の特許のなかで最も重要で権利範囲の広い特許であり、物質特許を取得できれば、開発した医薬品を独占的に製造・販売することができる。
非臨床試験 （3～5年）	用途特許	新薬候補化合物がどのような疾患の治療（予防）に有効なのか（効能・効果）を特定した特許である。医薬品として承認されている適応（用途）を保護する特許を「基本用途特許」と呼ぶ。また、同じ化合物で新たな効能効果を見つけた場合、用途特許を取得する。
臨床試験 （5～10年）	製剤特許	医薬品の製剤上の工夫（安定化など）に関する特許である。製剤にする際には製剤の安定性、有効成分の吸収や安全性などを考慮した工夫がなされる。承認された医薬品の製剤処方を保護する特許を「基本製剤特許」と呼ぶ。
審査/承認	製法特許	医薬品の有効成分の製造過程で出てくるアイデアを保護する特許である。

図 6-2　特許の種類と取得時期

表 6-1　2010 年に特許切れを迎えた医薬品

	商品名	米国での特許切れの期限	2009 年度の世界売上高
武田薬品工業	タケプロン® （抗潰瘍薬）	2009 年 11 月	2,181 億円
	アクトス® （糖尿病薬）	2011 年 1 月	3,847 億円
	ブロプレス® （高血圧薬）	2012 年 6 月	2,220 億円
アステラス製薬	プログラフ® （免疫抑制剤）	2008 年 4 月	1,867 億円
	ハルナール® （排尿障害薬）	2009 年 10 月	1,139 億円
第一三共	クラビット® （抗菌剤）	2010 年 12 月	872 億円
エーザイ	アリセプト® （アルツハイマー薬）	2010 年 11 月	3,228 億円
	バリエット® （抗潰瘍薬）	2013 年 5 月	1,480 億円
ファイザー	リピトール®	2011 年 11 月	11,036 億円

(2) 先発医薬品と後発医薬品（ジェネリック医薬品）

　薬価収載された医薬品は医療用医薬品とも呼ばれ，そしてさらに医療用医薬品は先発医薬品と後発医薬品とに分かれていて，後発医薬品はジェネリック医薬品とも呼ばれる．先発医薬品（新薬）は，医薬品メーカーによって独占的に製造・販売できる特許期間がある．しかし，その特許期間が終わると，有効成分や製法等は国民共有の財産となり，厚生労働大臣の承認を得れば，他の医薬品メーカーでも製造・販売することができるようになる．先発医薬品の特許の期間満了後に販売される医薬品がジェネリック医薬品である．ジェネリック医薬品の名前の由来は，欧米で医師が薬を処方する際に，銘柄名を記載するのでなく，generic name（一般名，成分名）を処方箋に記載することが多いために「generics」（ジェネリック医薬品）と呼ばれているためで，世界共通の呼称となっている．先発医薬品（新薬）の開発には，9〜17年程度の長い期間と数百億円もの投資が必要といわれているが，ジェネリック医薬品の開発には，期間が新薬ほどかからず，費用も少なくすむため，薬の価格も安くなっている（図6-3）．

　ジェネリック医薬品を製造販売するためには，先発医薬品と同様に医薬品，医療機器等の品質，有効性及び安全性の確保等に関する法律（薬機法）に基づく厚生労働大臣の承認が必要となる．その承認を得るためには，品質，有効性，安全性が先発医薬品と同等であることを証明しなければならない．承認申請者は，通常，(1) 規格及び試験方法，(2) 安定性試験，(3) 生物学的同等性試験に関する試験結果の提出が必要である．

　審査機関である独立行政法人医薬品医療機器総合機構（PMDA）において，提出された試験結果をもとに，先発医薬品とジェネリック医薬品が同レベルの品質，有効性，安全性を有するかどうかについて厳格な審査を行い，それらについて先発医薬品と同等であると確認されたジェネリック医薬品だけが製造販売承認を得ることができる．また，提出された試験結果は，薬機法で定めた「申請資料の信頼性の基準」に基づき，適合性調査として，生データを含めてチェックがなされ，データの信頼性が厳格に確認される．このような日本のジェネリック医薬品の審査基準は，米国FDA（連邦食品医薬品局）など欧米の審査・規制当局の基準と同レベルであるということができる．

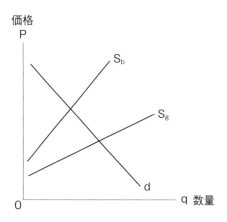

S_b：ブランド品の供給曲線　　S_g：ジェネリック品の供給曲線

図 6-3　ブランド品とジェネリック品の供給曲線

第6章 医薬品の製造・流通 **71**

しかし，ジェネリック医薬品に使用される添加剤は，必ずしも先発医薬品と同じとは限らない．先発医薬品と異なる添加剤を使用する場合であっても，薬理作用を発揮したり，有効成分の治療効果を妨げたりするものを使うことは認められない（「日本薬局方製剤総則」）．医薬品として使用前例のある，安全性が確認されている添加剤のみが使用される．そして，安定性試験，溶出試験，生物学的同等性試験等は，市販される製剤と同じように製造された最終剤型を用いて試験が行われ，異なる添加剤によって安定性や生物学的同等性に影響が生じた場合には，先発医薬品と同等であると認められない．

6-1-4 　保険適用

薬として承認されると製造販売することができるが，それだけではまだ医薬品として販売され莫大な利益を得ることはできない．医薬品は医療保険の対象となり医療用医薬品の品目と薬価を決定される必要がある．医療用医薬品の品目と薬価は，薬価基準制度に基づいて厚生労働省により決定され，これを「薬価基準収載」と呼ぶ．現在，医療機関等で保険診療に用いられる医療用医薬品として官報に告示されている（薬価基準に収載されている）品目は約1万5千程度ある．

新医薬品の薬価基準収載の手続きは，次のとおりである．「薬価算定の基準について」（厚生労働省，平成22年2月12日保発0212第1号）の手続きに基づいて行われる．

1）新医薬品の薬価基準収載希望書

新医薬品の薬価基準への収載手続きは，新医薬品の収載を希望する製造販売業者（以下「新薬収載希望者」）が，薬価基準収載希望書を提出することにより行われる．

2）新医薬品の薬価基準収載の時期等

新医薬品の薬価基準収載が施行されるまでの標準的な事務処理期間は，当該新医薬品の承認から原則として60日以内，遅くとも90日以内となっている．

3）新薬収載希望者からの意見聴取等

① 新医薬品の薬価基準への収載に係る事務を円滑に進めるため，薬事・食品衛生審議会薬事分科会の終了後，薬価基準収載希望書の提出期限前に，薬価基準収載希望書に添付して提出すべき書類について，事前提出を求めることができ，当該書類の事前提出があった場合においては，別に日時を定め，当該新薬収載希望者の意見を事前に聴取される．

② 新薬収載希望者から新医薬品の薬価基準収載希望書の提出があった場合には，あらかじめ当該新薬収載希望者の意見を聴取する機会が設けられる．

4）薬価算定組織の関与と中医協の承認

薬価基準収載希望書の内容を審査のうえ，次の手順に従い，薬価基準への収載における取扱いを決定される．薬価基準収載希望書の提出のあった新医薬品の薬価算定に関し，次の事項について薬価算定組織の専門的見地からの検討を経て薬価算定案を策定される．

　ア　類似薬の有無（類似薬効比較方式か原価計算方式かの妥当性）

　イ　類似薬・最類似薬選定の妥当性

　ウ　補正加算適用の妥当性（加算要件への適否）

　エ　製品製造原価および係数（新薬収載希望者が希望する係数を含む）の妥当性（原価計算方

式の場合に限る）

オ　薬価算定案に対する新薬収載希望者の不服の妥当性

5）薬価収載の決定の通知

中医協総会で了承され薬価収載が決定された新医薬品については，次の事項を新薬収載希望者に対し通知される．

① 品名，規格単位，決定された薬価

② 薬価収載予定日

③ 保険適用上の取扱い（特に必要な品目に限る）

6）薬価基準収載品目の供給について

新薬収載希望者は，その製造販売する医療用医薬品が薬価基準に収載された場合は，特にやむを得ない正当な理由がある場合を除き，その収載された日から3か月以内に製造販売して，当該医薬品の医療機関等への供給を開始するとともに，継続して供給しなければならない．

6-2　医薬品の流通

6-2-1　メーカーと卸

医薬品の流通は，製薬会社→卸→小売り（医療機関）となっている．医薬品は人の生命に直接関わるものである．医薬品の流通は，患者が安心して医薬品を使用できるよう，「正確・迅速性」をもって「必要な時に」「必要な量を」「必要な場所へ」供給する使命がある．国内で販売されている1万数千種類もの医療用医薬品のほとんどは，医薬品卸売会社を通じて，約16万軒を超える医療機関や調剤薬局に供給されている．一方で，一般用医薬品に関しては，全国の薬局やドラッグストアおよそ7万軒に対し，約半数が卸会社を経て届けられており，残りの半数が製薬企業から直接販売されている．

医薬品卸会社には様々な機能があり，製薬会社から医薬品を仕入れ，物流センターに商品を保管した後，各拠点（営業所など）に「配送」する（物的流通機能）．その後，営業所に商品が届くと，営業担当者（MS）がお得意先である医療機関や調剤薬局に商品を「販売」する（商的流通機能）．その際，医薬品の適正な使用に必要な「情報」等を合わせて提供し（情報機能），商品がリコールとなった場合には速やかに回収する．このような医薬品卸機能は，医薬品を取り巻く法律により様々な規則等が定められている．医薬品に携わるすべての人々に医薬品を安全に取り扱うための薬に関する専門知識や行動が求められており，そのため医薬品流通においては，商品と共に情報を届けることが重要な要素となっている．また，商品や情報の提供だけでなく，開業支援や経営・物流サポートといった付加価値提供も，医薬品卸会社の大きな役割の1つになってきている．

医薬品卸業界は現在，メーカー直販の増加や薬価切り下げに伴う利益率の低下などの問題から企業合弁などの業界再編が進んでいる（図6-4，図6-5）．

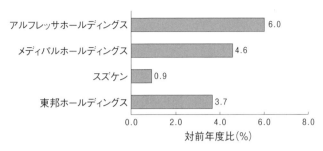

図 6-4　医薬品卸　売上高の対前年度比（2010年度）
各社有価証券報告書から作成

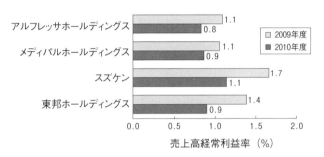

図 6-5　医薬品卸　売上高経常利益率の推移
※各社有価証券報告書から作成

6-2-2　医薬品の価格―仕切価，実勢価格，保険薬価

　医薬品の価格には，中央社会保険医療協議会の答申を踏まえて厚生労働大臣が決める**保険薬価**，製薬メーカーから卸業者への取引価格である**仕切価**，卸から病院・薬局への納入価格であり仕切価に一定の卸マージンを上乗せした価格である**実勢価格**がある．

　医療機関は，患者と健康保険組合に対して，使用した薬剤費を薬価基準どおりに請求する．しかし，医薬品の取引価格である仕切価と実勢価格に関しては規制がないため，医薬品卸業者や医療機関は製薬会社から薬価よりも低い金額で医薬品を仕入れることができ，とくに薬価と実勢価格の差額のことを薬価差益といい，薬漬け医療の原因とされてきた．1986年に23.0％だった薬価差（率）は，度重なる薬価切り下げで2004年には6.3％まで低下した．しかし，薬の維持・管理，期限切れ薬の処分などの費用なども考えると，このような過度の薬価差（率）の低下により薬価差益どころか薬価差損を生じている医療機関も少なくない．また，医療機関の納入価格である実勢価格は，一定でなく大容量に購入されるものや大口顧客は低価格となる．さらに，複数の医薬品の価格を1品ごとに値決めせずに全体の金額を決める取引である総価山買いや正式な納入価格を決めずにとりあえず仮納入価格で納品し，後日，価格交渉を行って決済する仮納品など不透明な取引方法も少なくない．かつては抱き合わせ販売やバックリベートという商法も存在していたが，公正取引委員会から独占禁止法に抵触するとの勧告があり現在は姿を消している．

6-2-3 製薬企業の利潤率

　製薬業界は昔から "薬九層倍（くすりくそうばい）" と呼ばれ，原価1割で利益9割といわれるほど利益率が高く，学生からの就職先としても非常に人気が高い.

　利益率とは言葉の通り，利益を何かで割って求める比率である. 基本的には会社や事業の収益力や競争力を，規模や伸び率ではなく，特に効率性に重点を置いて見る時に使う指標である. 利益率の種類は実に様々であるが，分子となる利益だけでも大きく分けて6種類ある.

① 売上高から売上原価（原材料費や工賃など）を差し引いた「売上総利益」

② 売上総利益から販売費および一般管理費（広告宣伝費や，事務部門で働いている人の給与など）を差し引いた「営業利益」（本業のもうけを示す利益と表現されることが多い）

③ 営業利益に，受取利息・配当金を加えた「事業利益」

④ 営業利益に，営業外収支（配当収入や金利収入などの営業外収益から支払い金利など営業外費用を差し引いて計算）を加味した「経常利益」

⑤ 経常利益に，土地や株式など資産の売却益や売却損，特別退職金などのリストラ費用など，一時的な特別利益や特別損失を加味した「税引き前純利益」

⑥ 税引き前純利益から法人税などを差し引いた「純利益」

　いずれの利益率も会計帳簿から算出したものであり，会計的利益率と称する.

　会計的利益率は，1年間の企業業績を評価するには有効であるが，長期的な評価には必ずしも適切とはいえない. たとえば，大がかりな設備投資を行えば当期利益率はマイナスになる. しかし，数年先には巨額の収益を生み出す可能性がある. 設備投資を中心に据えれば，かなり長期的な対象とした利益率の観察が必要である.

　不況下でも大手製薬企業は他の業種と比べ極端に高い収益を上げており，大手15社の平均売上高経常利益率は20.1％となっている.

　このように，製薬企業が高収益をあげる理由の1つとして，公定価格の薬価が高いことがあげられる. とりわけ，「新薬」といわれる薬剤は，薬価が高く設定されており，そのシェアは大手15社でほぼ100％を占めている状況である. また，90年以降画期的新薬と呼べる新薬が開発されていない中で，製薬企業は薬価の切り下げが続く中で，なぜ高収益を維持することができるのであろうか. その理由として，① 薬価基準収載時の価格が異常に高く，そして収載後の改定における引き下げ幅が不十分であった. ② 仕切価引き下げ分を使用量（販売量）の増加で補ってきた. ③ 生産性の向上によるコストダウンにより減益分を補ってきた. ④ 薬価基準で高価格が設定されている新薬をメーカーが意図的に処方してもらい高収益を維持する，などが考えられるが，いずれの理由についても十分な説明がつかないことも事実である. たとえば，薬価基準収載時の価格が異常に高い場合であれば，利益の高さを説明できても，利益の安定的推移を説明できない. また，薬価基準で高価格が設定されている新薬への変更は，ACE阻害薬からARBへのシフトのような変更はなかなか思うように新薬がポンポン出ないので難しい. したがって，上記4つの理由を含めて複数の要因が重なって高利益を維持していると考えられる.

第 6 章　医薬品の製造・流通　**75**

| Column | **2012 年世界の医薬品メーカーの売り上げランキング** |

　各社の公表データを基に，医療用医薬品，ワクチン，造影剤，ロイヤリティなどの売上高を集計し，OTC や診断薬，検査薬などは除外している．ただし，非上場メーカーなど詳細不明のメーカーは OTC など他の事業を含んでいるところもある．

　2011 年版ランキングで「100 億ドルクラブ」に入った大塚ホールディングスが 8.8％の増収にもかかわらず円安の影響で 99.05 億ドルとなり，100 億ドル超は 1 社減少して 19 社となった．大手では，1 位のファイザーがリピトール®等のパテント（特許）切れで 11.3％減（65.33 億ドル減），7 位のアストラゼネカはセロクエル®，アタカンド®（日本名ブロプレス®）等のパテント切れで 15.3％減（50.56 億ドル減），12 位のブリストル・マイヤーズスクイブはプラビックス®，アバプロ®のパテント切れで 17.1％減（36.23 億ドル減）など 3 社が 2 桁減となり，100 億ドルクラブの 19 社のうち 8 社が減収となった．大塚を含む上位 20 社の医薬品売上高の合計は，2011 年の 5052.3 億ドルから 2012 年は 4977.6 億ドルとなり，74.7 億ドル減少した．

（億ドル）

12 順	11 順	メーカー名	国　名	2012 年	前期比	R&D 費	全売上高	2011 年
1	1	ファイザー	米	51,214	-11.3%	7,870	58,986	57,747
2	2	ノバルティス	スイス	46,732	-2.5%	9,041	56,673	47,925
3	3	メルク	米	40,601	-1.7%	8,168	47,267	41,289
4	5	ロシュ	スイス	40,514	8.1%	9,332	49,785	36,439
5	4	サノフィ	フランス	39,328	-5.1%	6,288	46,182	40,607
6	6	グラクソ・スミスクライン	英	34,934	-3.9%	6,410	42,694	34,771
7	7	アストラゼネカ	英	27,925	-15.3%	5,243	27,973	32,981
8	8	ジョンソン＆ジョンソン	米	25,351	4.0%	5,362	67,224	24,368
9	10	アボット・ラボラトリーズ	米	23,133	3.1%	4,322	39,874	22,435
10	9	イーライ・リリー	米	20,567	-9.0%	5,278	22,603	22,608
11	13	テバ製薬工業	イスラエル	18,535	11.1%	1,356	20,317	16,689
12	11	ブリストル・マイヤーズスクイブ	米	17,621	-17.1%	3,904	17,621	21,244
13	14	アムジェン	米	17,265	10.8%	3,380	17,265	15,582
14	12	武田薬品工業	日	16,317	3.2%	3,775	18,128	17,556
15	15	ベーリンガー・インゲルハイム	ドイツ	16,011	12.3%	3,694	18,621	13,976
16	16	バイエル・ヘルスケア	ドイツ	15,210	8.2%	2,071	52,543	13,774
17	18	ノボ・ノルディスク	デンマーク	13,826	17.6%	1,931	13,826	11,557
18	17	アステラス製薬	日	11,705	3.7%	2,117	11,705	12,523
19	19	第一三共	日	11,068	6.5%	2,130	11,616	11,535
20	20	大塚ホールディングス	日	9,905	8.8%	2,240	14,179	10,106

（世界の医療品メーカーの医薬品売上高ランキング 2012 年（2013 年セジデム・ストラテジックデータ発表）

参 考 文 献

1) 厚生労働省，ジェネリック医薬品（後発医薬品）の使用促進について

第7章

薬剤経済学の方法

● 高価な新薬と安い従来薬，臨床的に優れているのはどっち!?

　新人薬剤師Ａくんは，先輩薬剤師のＯさんと新薬Ｎの説明会にやってきました．新薬Ｎは，従来用いられていた薬剤Ｂに比べて効果の面で優れていることが臨床試験で示されています．これらの薬剤を患者100人の治療に用いた場合の1年間の延命効果は，新薬Ｎで治療した時，生存年延長の合計は50年，これに対して薬剤Ｂで治療した時は10年でした．また，Ｎでは費用を合計すると100人で年間2億円，患者1人当たり年間200万円かかることになります．一方，Ｂは100人で年間1億円，患者1人当たり100万円で済むとのことでした．

　ここで，先輩薬剤師のＯさんは，Ａくんに「ＮとＢどちらの方が，臨床的に優れていると思う？」と質問しました．さあ，Ａくん，安易に新薬Ｎが優れていると答えるのか？

薬剤経済学とは，医薬品の経済性・効率性を評価し，費用対効果を検証する学問である．薬剤を消費して発生する費用と目標とする治療結果（アウトカム）を測定し，薬剤の臨床的効果と経済的効率の両面を評価する．高齢化社会の進展により医療費が増大し国の財政を圧迫しているが，医療費が大きいことだけを問題とするのでなく，それに見合った価値があるのであれば許容する，という考え方に基づいている．

7-1　薬剤の治療の比較

7-1-1　新薬 N と従来薬 B の臨床的な比較

前ページに示された新薬 N と従来薬 B の臨床的比較について考えてみる．ここでは，薬剤 N と B で，ある疾患の患者 100 人を治療した場合の延命効果と費用の合計がアウトカムとして示されている（表 7-1）.

表 7-1　効果と費用の比較

	延命効果の合計	治療費の合計
薬剤 N	50 年	2 億円
薬剤 B	10 年	1 億円

（患者 100 人に対する合計）

医学的な効果のみをみた場合，薬剤 N で治療した時，100 人の生存年延長の合計は 50 年で 1 人当たり平均 0.5 年であり，これに対して，薬剤 B で治療した時は 10 年で 1 人当たり平均 0.1 年となる．したがって，医学的効果は N の方が優れていることになる．

しかし，治療費に焦点を当ててみてみると，薬剤 N を使う場合には，100 人で年間 2 億円であるので，患者 1 人当たり年間 200 万円かかることになる．一方，B では，年間 1 億円となり，患者 1 人当たり 100 万円で済んでしまう．したがって，N の方が高額の医療費を必要としてしまうことになる．

医学的効果による比較

薬剤 N　50 年 /100 人 → 0.5 年 / 人

薬剤 B　10 年 /100 人 → 0.1 年 / 人

薬剤 N の延命効果が優れている

治療費用

薬剤 N　2 億円 /100 人 / 年 → 200 万円 / 人 / 年

薬剤 B　1 億円 /100 人 / 年 → 100 万円 / 人 / 年

薬剤 N の方がお金がかかる

第7章　薬剤経済学の方法　**79**

　したがって，医学的効果でみるとNはBより優れているが，高額の医療費を必要としてしまう．したがって，NとB，それぞれについて医学的効果と医療費の両者を勘案してどちらが優れているかを検討する必要が出てくるわけである．

　そこで，医学的効果1単位，すなわち生存年1年を延ばすのにそれぞれの薬剤の医療費がいくらかかるのかを計算してみることとする．このような薬剤ごとの費用対効果を平均費用−効果比と呼ぶ．

　　　生存年1年（医学的効果1単位）を伸ばすのに必要な薬剤費の計算
　　　　→平均費用/効果比
　　　　　薬剤N　20,000万円÷50年＝400万円/年
　　　　　薬剤B　10,000万円÷10年＝1,000万円/年
　　　　　薬剤Nの方が優れている

　上記のように，薬剤Nは生存年を1年延ばすのに400万円かかり，Bでは1,000万円になる．したがって，医療費と医学的効果の両者を勘案した比較においてもNが優れているという結果となる．

　さらに，別の分析方法として，従来使われていた薬剤BからNに薬剤を変更することによって，新たに発生する医療費は，BからNに処方変更することによって新たに発生する効果に見合うかどうか，という分析も行われる．この分析方法を増分費用−効果比という．

　　　　薬剤N　　　　薬剤B　　　　薬剤N　薬剤B
　　（20,000万円 − 10,000万円）/ （50年 − 10年）＝ 250万円
　　　　　医療費　　　　　　　　　治療効果

　今回の場合は，追加的に発生した医療費すなわち増分費用が10,000万円に対して，新たに得られた高価である追加生存年が40年なので，追加生存年1年にかかる費用は250万円となる．この1年の命の価値が250万円は，安いか，高いか？後で述べることとする……．

7-1-2　アウトカム

　アウトカムとは，介入をインプットと考えたときに，この介入から得られるすべての結末（アウトプット）のことである．医療におけるインプットは，治療的介入あるいは危険因子への曝露の及ぼす影響のことであり，医療におけるアウトカムは，臨床的アウトカム，患者立脚型アウトカム，経済的アウトカムに分類される．

(1) 臨床的アウトカム

　各種検査値の改善度を示す．罹患率，死亡率，生存率，合併症の発生率，緊急入院の発生率などの客観的評価である．万人に共通の指標であり，異なる群間の比較や，異なる治療介入による効果の比較に活用しやすい．

(2) 患者立脚型アウトカム

患者の主観的な評価指標を重要視している．健康関連 QOL（生活の質）の向上，主観的な健康状況，治療に対する満足度などを含む．急速に進む高齢化と急性疾患・慢性疾患の増大により，近年これが重視されるようになってきた．

(3) 経済的アウトカム

総コストや利用率，費用対効果等を指す．

7-1-3　効能と効果の違い

薬剤経済学や公衆衛生学では，効能と効果は区別して用いられる．

効能とは，理想的条件下での医薬品の有効性を指しており，開発段階で得られる有効性である．効果とは，現実の医療現場（real world）における有効性である．患者のノン・コンプライアンス，幅広い年齢，合併症，併用薬などにより治験段階の有効性と実際の治療での有効性が異なるためである（図 7-1）．

効能 ≠ 効果

理想値　　　　実測値

図 7-1　効能と効果の関係

7-1-4　評価指標の分類

上述の効果を評価するための評価項目のことをエンドポイント（endpoint）という．臨床試験（治験）でのエンドポイントは，治療の目的により異なった項目が用いられ，なおかつ，客観的に評価できる項目が望ましいとされている．そして，エンドポイントには，真のエンドポイント（true endpoint）と代理エンドポイント（サロゲートエンドポイント）がある．真のエンドポイントとは，臨床試験における治療行為で本来求めたいアウトカムのことで，死亡率の低下，疾患の発症率の低下，QOL の向上，副作用の低減などである．しかし，真のエンドポイントを治験期間などの限られた期間内で評価することは難しい．したがって，サロゲートエンドポイントとして血糖値，血清脂質値，腫瘍サイズ，血圧などを用いて短期間で評価を行う．サロゲートエンドポイントは，それ自体では臨床上の利益とならなくても，治療上のアウトカムを合理的に予測しうる場合には，プライマリーエンドポイント（主要評価項目）として用いることができる．

複数のエンドポイントがある場合には，プライマリーエンドポイントとセカンダリーエンドポイント（副次的評価項目）が設定される．臨床試験において目的とする評価項目がプライマリーエンドポイントであり，薬理学的，臨床的に意味のある客観的評価可能な項目が用いられる．治験の主要な評価項目以外の効果を評価するための項目がセカンダリーエンドポイントであり，必

第7章 薬剤経済学の方法 **81**

ずしもプライマリーエンドポイントとの関連性があるとは限らない.

　エンドポイントに用いられる評価項目は，比率（発症率や死亡率，再発率），時間（生存期間や再発までの時間），数値（血圧値やコレステロール値），症状の緩和（変化）などがある．また最近では，QOLをエンドポイントにする場合も増えてきているが，QOLは主観的要素が強いため評価の仕方に問題が残る.

　薬剤経済学では，後ろ向き研究（レトロスペクティブ研究）が行われる場合が多いので，真のエンドポイントを用いる.

7-1-5　薬剤経済学における分析手法

　薬剤経済学で使用される分析手法として，費用最小化分析，費用-効果分析，費用-効用分析，費用-便益分析などがある（表7-2）.

(1) 費用最小化分析（CMA）
　治療効果が同等である複数の薬物治療法の中で，発生する費用を比較する方法．費用が最小となる治療法が，資源の効率的利用の観点からは最も望ましいと評価されることになる．先発薬と後発薬との比較，注射薬と内服薬との比較（剤型間比較）などに用いられる.

(2) 費用-効果分析（CEA）
　臨床効果が異なる複数の治療法を比較する場合に，治療によって得るアウトカムを同一の尺度で定量評価し，治療によって発生する費用と比較する分析手法．アウトカムを測る効果尺度としては，生存年のような指標が用いられる.

(3) 費用-効用分析（CUA）
　費用-効用分析では，効果指標に質調整生存年（quality-adjusted life year，QALY）を用いる．健康な状態の効用を1とした場合に，各病態における生活の質を効用値としてスコア化し，これと生存年数とを掛け合わせ評価する方法である．患者のQOLに大きな改善をもたらす薬物療法

表7-2　薬剤経済学の分析手法

手　法	費　用	アウトカムの単位
費用最小化分析（CMA） cost-minimization analysis	医療費 など	複数の治療方法の効果が等しいことが前提.
費用-効果分析（CEA） cost-effectiveness analysis		当該薬剤の効果を適切に反映する尺度. 血圧，血糖値，生存年などの医学的な単一の単位.
費用-効用分析（CUA） cost-utility analysis		質調整生存年をアウトカム指標とする.
費用-便益分析（CBA） cost-benefit analysis		すべてを通貨単位に換算.

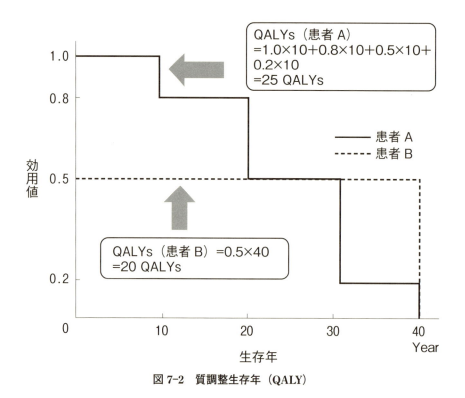

図 7-2　質調整生存年（QALY）

の評価に適すると考えられている（図 7-2）.

（4） 費用-便益分析（CBA）

　効果をすべて金銭価値に置き換えて，費用との関係を評価する方法．投資した費用より大きな経済的便益が得られればその医療行為が経済的にみて意義があるということになる．費用には直接医療費，患者が出費する直接医療費以外の費用（通院のための交通費，介護ヘルパー費用など），生産性費用（患者の入院などによる社会にとっての生産性損失）が対象となる．立場によって経済評価に含まれる費用の範囲が異なるため，分析をする立場は明記しなくてはならない．医療保険財政の立場（支払い者）で分析をする場合には直接医療費が重要であり，患者の立場や社会の立場では，直接医療費以外の費用も算入される．社会の立場では生産性費用を含める場合と含めない場合がある．薬剤経済学による分析は，製薬企業のポートフォリオ作成，医療機関の経営合理化・効率化，医療行政に有用な方法となるとされている．消費者がその健康状態の改善に対し自発的に支払ってもよい最高額での評価であり，便益の計算は，自発的支払意志額（willingness to pay：WTP）によって行われる．

（5） 増分費用-効果比と増分分析

　本章のはじめのエピソードで，アウトカムは医学的なアウトカムである生存年で表していたので，分析も費用-効果分析で行っていた．ここで，各薬剤における1人当たりの費用と効果との比を「平均費用-効果比」と呼ぶ．各薬剤の平均費用-効果比は前述の通り薬剤Nの方が優れている．単純にNかBか？という比較であれば，平均費用-効果比で表示すればよいが，Nを保険

適応で用いるべきかどうかという判断をする場合にこれでは不十分である．そこで，費用をどれだけ追加すればどの程度の追加的効果が得られるのか？を判断することが必要であり，この考え方を増分分析という．

エピソードの場合，薬剤 B から薬剤 N へ変更することで得られる新たな 1 年の追加生存年延長のために 250 万円が新たに必要になるとの結果になる．すなわち，N は 1 年の生存の価値が 250 万円を超える額であれば採用されるわけである．

上述の結果をグラフで表すと，図 7–3 のようになる．本来，平均費用 / 効果比は，X 軸にアウトカムを，Y 軸に費用を書くことになるが，ここではわかりやすいように X 軸と Y 軸を入れ替えてグラフ化することとする．薬剤 N と B それぞれの費用は C_N と C_B で，効果は E_N と E_B で表される．平均費用 / 効果比は原点（0）からの傾きでそれぞれ表される．これに対し，増分費用 / 効果比は薬剤 B から N の間の直線の傾きになる．この 3 本の直線の傾きを比べてみると，B・N 間の傾きが最も大きいことがわかる．すなわち，費用と効果の関係を考える時，薬剤 B から N に変更する時が，もっとも費用の増加に比べて効果の増加も大きくなっていることを表している．

そして，1 年の命の価値，あるいは 1 質調整生存年の価値は，研究的な立場からは，Kaplan らが提唱した図 7–4 のような基準がある．

図 7–3　増分分析

2万ドル未満/QALY	2万〜10万ドル/QALY	10万ドル以上/QALY
現状の基準では費用対効果に優れる	議論の余地はあるが、現状で多くの例があり妥当ともいえる	他の医療支出との比較のうえでは疑問

図 7–4　Kaplan らの提唱

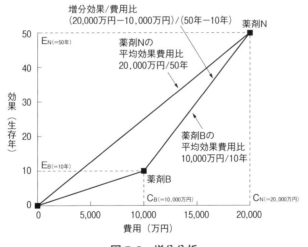

第8章

DPC データを用いたコスト分析とその評価手法の基礎

● 抗生物質の効果，エビデンスはどうなってる？

　新人薬剤師 A くんは，ある患者の治療方針会議（カンファレンス）に参加しました．医師より，「この前の学会で，β-ラクタム系抗生物質ドリペネムは，ヒトに 1 回 500 mg を 1 日 2 回（1 日量 1,000 mg）静脈内投与するより，1 回 250 mg を 1 日 3 回（1 日量 750 mg）投与したほうが治療効果が現れやすいらしいって聞いたんだけど，実際のところどうなの？詳しく教えてくれない？」と質問されました．確かそうだったような気がしますが A くんは自信が持てません．さあ，A くん，どう答えるか…．A くんピンチ！

8-1 DPC (diagnosis proceduer combination, 診断群分類)

8-1-1 DPC 対象病院年次推移

　DPC 制度は，平成 15（2003）年 4 月の閣議決定に基づき，特定機能病院を対象に導入された，急性期入院医療を対象とした診療報酬の包括評価制度である．制度導入前に実施された包括払い制度の試行において，同じ疾患であっても患者によって入院期間のばらつきが大きく，1 入院当たりの包括評価制度と比較して 1 日当たりの包括評価制度の方が，在院日数がばらついていても包括範囲点数と実際に治療にかかった点数との差が小さいことや，1 日単価を下げるインセンティブが存在すること等が示されたことから，DPC に基づく在院日数に応じた 1 日あたり定額報酬を算定するという現行の包括診療報酬制度が導入された．DPC 対象病院は，平成 15（2003）年 4 月の時点で全国 82 の特定機能病院等のみであったが，平成 16（2004）年には 144 施設，平成 18（2006）年には 360 施設が導入した．平成 20（2008）年にはさらに 358 の施設が導入となり，DPC 導入施設は 718 病院となり，全体の 30％以上が導入した．平成 21（2009）年度は 1,283 の病院，一般病院の約半分 50％が DPC 対象病院となった．その後も DPC 対象病院は図 8-1 のグラフに示す通り段階的に拡大され，平成 28 年 4 月 1 日見込みで 1,667 病院・約 50 万床となり，全一般病床の約 55％を占めるに至っている．

　DPC 対象病院の基準（平成 24 年度）は下記の 5 点であり，DPC 制度への参加を希望する病院は，DPC 制度参加の届出を行う時点において，下記の基準をすべて満たしていなければならない．

① 一般病棟入院基本料等の 7 対 1 または 10 対 1 入院基本料に係る届出
② 診療録管理体制加算に係る届出
③ 標準レセプト電算処理マスターに対応したデータの提出を含め厚生労働省が毎年実施する「DPC 導入の影響評価に係る調査（特別調査を含む）」に適切に参加

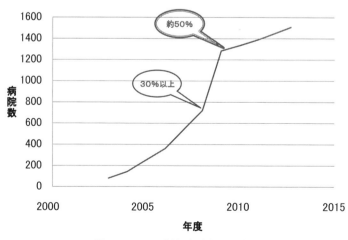

図 8-1　DPC 対象病院数の推移

④ 上記③の調査において，適切なデータを提出し，調査期間1か月当たりの（データ/病床）比が0.875以上
⑤ 適切な診断群分類区分を決定するために必要な体制が整備されていること．
　適切なコーディング委員会の年4回の開催等

8-1-2　DPCとは

「DPC」とは，① 診断群分類に基づく1日当たり定額報酬算定制度を意味する場合と，② 患者分類としての診断群分類を意味する場合がある．本来のDPC（diagnosis procedure combination）は②の意味でつくられた略称であり，支払制度の意味は含まれない．このため，支払制度としてのDPC制度の略称についてはDPC/PDPS（diagnosis procedure combination / per-diem payment system）とすることで定義されている．

DPC/PDPSとは従来の診療行為ごとの点数をもとに計算する「出来高払い方式」とは異なり，入院期間中に治療した病気の中で最も医療資源を投入した1疾患のみに厚生労働省が定めた1日当たりの定額の点数からなる包括評価部分（入院基本料，検査，投薬，注射，画像診断等）と，従来どおりの出来高評価部分（手術，胃カメラ，リハビリ等）を組み合わせて計算する方式である（図8-2）．

1日当たりの定額の点数は，「診断群分類」と呼ばれる区分ごとに，入院期間に応じて定められている．

DPCとは，診療行為ごとの点数をもとに計算する従来の「出来高計算方式」とは異なり，入院患者の病状をもとに，処置等の内容に応じて定められた1日当たりの定額の点数をもとに医療費の計算を行う，国が推奨する新しい制度である．

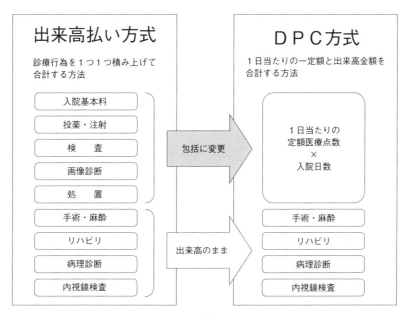

図8-2　出来高払いとDPC

1日当たりの定額の点数は，診断群分類（5,078分類）と呼ばれる区分ごとに，入院期間に応じて定められており，入院基本料や検査，投薬，注射，画像診断等はこの1日当たりの定額の点数に含まれている．しかし，これらの内で一部の診療行為や手術等については，従来通り「出来高計算方式」で計算される．

患者の一部負担金支払い方法は，基本的には変わらない．ただし，1入院期間に対し，1診断群分類で計算をすることから，月をまたいだ入院期間中に病名が変わった場合などは，入院日にさかのぼって請求額が変動することとなり，退院時に前月までの支払額との差額調整を行う必要が生じる．

DPCが適応されるのは，主治医が病名や治療の内容に応じて分類される診断群分類（5,078分類）のいずれかに患者が該当すると判断した場合である．患者の病気がこの診断群分類のいずれにも該当しない場合は，これまでどおりの出来高計算方式での計算となる．また，自賠責保険，労災保険，公災保険の適用となる場合や保険を使用せず医療を受ける場合等については対象外となる．なお，公費負担医療（乳幼児・母子家庭・特定疾患等）は従来どおり適用される．さらに，DPCでは，病名の分類ごとに包括評価入院期間が決められており，この期間を超えた日から「出来高払い方式」での計算となる．

8-1-3 日本のDPCと米国のDRGの違い

DPCは，傷病名と行われた医療行為の組み合わせによって疾患を分類する点において，米国で行われているDRG/PPSと類似しており，混同されることが多い．したがって，ここではDPCとDRGの違いについて整理することとする（図8-3）．

DRGのような分類が開発された理由は，医療をめぐる経済情勢の変化に対応するために，病院における経営の改善を可能にするための指標が必要となったからである．DRGは，米国のYale大学で開発された診断群分類の基本的な考え方に沿って構成されており，患者を病名（diagnosis）と提供されたサービスの種類（procedure）の組み合わせによって分類する方法である．

DRGが開発されるまで，病院の特性（教育病院かどうか）や地域特性あるいは病床規模などによって病院におけるコストの差異は説明されてきた．しかしながら，そのような情報だけで，その病院が効率的な医療を行っているのかどうかを説明することは非常に困難である．例えば，「当施設ではがん患者を多く見ているので，他施設に比較してコストがかかる」というような議論をよく聞く．臨床的な重症度が高いがん患者で，ある程度高いコストを必要とし，必要とするコストの量が患者の重症度に比例することに関して，あまり異論はない．しかし，診療している患者構成の違いによって，当該施設が他の施設と比較して，どの程度コストがかかっているのかについては，伝統的なコスト計算の手法では把握することができなかった．そこでYale大学のFetter教授らの研究グループは，臨床的な診断に加えて，医師や看護師その他の人的資源，医療品や医療材料といった物的資源など，医療資源の必要度から，各患者を統計上意味のある500程度のグループに整理・分類する方法を開発した．これがDRGである．すなわち，各患者を臨床的な類似性と資源消費の均質性により分類する方法が開発されたのである．このDRGが開発さ

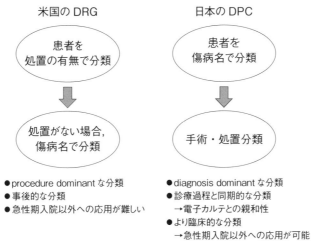

図 8-3　DRG と DPC の違い

れたことで，DRG 単位で医療資源の使用状況や治療成果を医療施設間で比較すること，あるいは同じ施設において時系列に比較することが可能になり，質を考慮しながら病院の経営の効率化を継続的に行っていくことが可能になった．そして，この DRG は資源消費の均質性という特徴により 1983 年に高齢者を対象とした米国の公的医療制度である medicare の入院医療費の支払い方式として採用された．これが DRG に基づく 1 件あたり包括払い方式（prospective payment system），いわゆる DRG/PPS と呼ばれるものである．

一方，DPC は，前述の通り入院期間中に治療した病気の中で最も医療資源を投入した 1 疾患のみに着目し，患者を分類する方法である．そして，病状をもとに，処置等の内容に応じて定められた 1 日当たりの定額の点数をもとに医療費の計算を行う．そして，診断群分類に基づく 1 日当たり定額報酬算定制度を意味する場合は，厳密には DPC/PDPS とすることで定義されている．

8-1-4　DPC 医療費算定式

では，DPC に基づく診断群分類別の 1 日当たり定額報酬算定方法とはどのようなものなのかについて詳しく説明することとする．

DPC は 14 桁の数字で構成するコードになっている．非常に読みづらい形になっているが，実はこの 14 桁の数字は，そのすべてに意味がある．DPC の「コーディング」は，実際の患者にこうしたコードを割り当てることであり，DPC では 5,078 ある全ての診断群分類に対して 14 桁で構成される「診断群分類番号」つまり DPC コードが割り振られている．このうち 4,404 の DPC にはそれぞれ入院期間に応じた包括点数が設定されており，厚生労働省の官報により告示されている．

コードには図 8-4 のような意味がある．040080x099x0x0 を例にして説明することとする．数字の代わりに「x」とある場合は「該当なし」を意味する．左から順に各桁に決められた定義により表現される．1〜2 桁目は主要診断群/MDC の 2 桁コード，3〜6 桁目は最も医療資源を投入

した傷病名の4桁分類コード，7桁目は入院種別（2006年4月改定より未使用：x該当なし），8桁目は特定の条件を意味しており年齢条件，出生体重条件，JCS条件（意識障害レベルの指標），burn index条件（熱傷の重傷度を判断する指標），GAF条件（主に精神科領域で用いられる機能の全体的評定）など，9～10桁目は手術情報，11と12桁目は手術・処置等の有無，13桁目は副傷病の有無，14桁目は重症度等の有無を示している．したがって，今回例とした040080x099x0x0を端的に表現すれば「肺炎等で15歳以上の人が入院し，特に処置・手術等が無く，重症度情報あり」ということとなる．具体的な例としては図8-4のようになる．

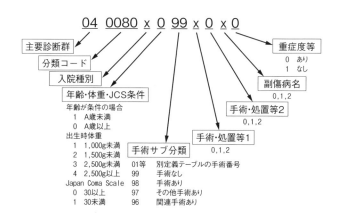

04 ：呼吸器の疾患（1～2桁目）
0080：肺炎、急性気管支炎、急性細気管支炎（3～6桁目：実際には1桁目～6桁目が揃わなければ傷病名に該当しない）
X ：該当なし（7桁目）
0 ：年齢条件（8桁目）
99 ：手術なし（9～10桁目）
X ：該当なし（11桁目）
0 ：手術・処置等2なし（12桁目）
X ：該当なし（13桁目）
0 ：情報あり（14桁目）

図8-4 DPCコードの表記例

診断群分類に基づく診療報酬の算定は，下記の式により算出される．

　　診療報酬＝診断群分類による包括評価＋出来高評価＋入院時食事療養費

上記の式の診断群分類による包括評価は，「診断群分類点数表」と呼ばれる包括範囲点数表をもとに下記の式で算定し，出来高部分については従来からの医科診療報酬点数表をもとに算定する．

　　診断群分類による包括評価
　　　＝診断群分類ごとの1日当たり点数×医療機関別係数 × 入院日数 ×10円

上記の式で，診断群分類ごとの1日当たりの点数は，入院期間I，入院期間II，特定入院期間の3期で差がつけられている．基本になるのは入院期間IIで，各DPCの平均在院日数となって

いる．入院期間Iは25パーセンタイル値に相当する．25パーセンタイル値とは，100人の患者がいたときに，在院日数の短いほうから25番目の患者の入院日数のことである．入院期間Iにおいてはほぼ全ての患者の治療で医療機関が利益を得ることができるように，入院期間Iまでは平均点数から15%高いところに「1日当たりの平均点数」が設定される（図8-5）．そして，図8-6のAとBの面積が等しくなるように，入院期間IからIIまでの点数が設定される．入院期間IIを過ぎると15%減額され，特定入院期間は「平均在院日数+2×標準偏差」となる．特定入院期間を超すと出来高に戻る仕組みになっている．

なお，前出の診断群分類番号（040080x099x0x0）は以下のような包括範囲点数となっている．

　　入院1日目〜7日目：2,780点/日
　　入院8日目〜14日目：2,054点/日
　　入院15日目〜30日目：1,746点/日

（31日目以降は入院期間III（2SD）超えとなり，従来通りの出来高の計算方式で算定）
※包括評価（包括範囲点数）の水準については出来高報酬制度における点数算定データ（DPC導入の影響評価に係る調査の実績）に基づいて算出されている．

余談になるが，DPC/PDPSとDRG/PPSの収益性について少し触れておくこととする．

DPC/PDPSの収益性は，上述の通り入院期間Iにおいて最も利益率が高く，その後利益率は頭落ちになるように非常に緻密に設定されている．一方，DRG/PPSは，在院日数に関係なく治療費は，一定に設定されているため，在院日数が短ければ利益を生み出すが，在院日数が長くなると医療機関の赤字が膨らむシステムになっている．このため，DRG/PPSは，在院日数を短くする強いインセンティブが働くものの，粗診療の横行といった問題点もある（図8-7）．

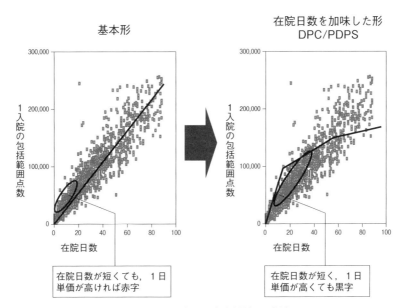

図8-5　1日当たり包括評価の方法

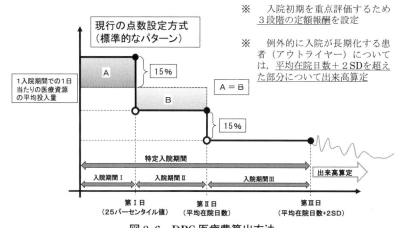

図8-6 DPC医療費算出方法
(厚生労働省保険医療課，平成24年診療報酬改定の概要)

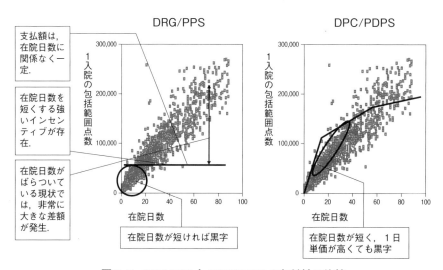

図8-7 DRG/PPSとDPC/PDPSの収益性の比較

8-1-5 医療費の定額支払い制度のメリット・デメリット

　DPC方式においては，1日当たりの報酬が定額なので治療が長引くほどコスト増になり，医師は利益を出すため無駄な医療行為を減らし，できるだけ短期間で治療しようとする．このことによって，患者，医療機関，行政の3者ともにメリットがある．患者においては，治療期間が短くなり，支払う医療費も安くなる．過剰検査，過剰投薬などの問題が起きなくなる．医療機関は，医療費情報が標準化されるので，医療の質を評価しやすくなる．さらに，医療の質をあげ，効率的な治療をすれば，出来高払い方式よりも収益性が高まる．現に大半のDPC病院では，DPC導入後に収益が向上しており，全体がマイナス3.16％となった2006年度の診療報酬改定においても，ほとんどのDPC病院では，入院部分はプラスとなっていた．このような点からも，「DPCは儲かる」という理由でDPCに取り組む病院もあると考えられる．行政は，治療内容や治療成

績のデータが公開されることによって，医療サービスが標準化され，増加傾向にある医療費の削減が期待できる．

一方，包括払い方式の場合，医療機関にとっては，医療行為が少なく，その入院期間が短いほど利益が上がる仕組みになっているので，次のような問題点（デメリット）が指摘されている．
① 医療の質が低下する可能性がある．
② 医師の自由裁量が制限されるため，治療成績の低下につながる．

医療機関が経営効率を重視するために，肝心の医療が過小なものになる可能性があるということである．また，DPCの導入により平均在院日数は減少しているが，再入院率が増加しているというデータもある（図8-8）．これはまさに，適正な医療行為が行われていないことを示すデータといえるであろう．

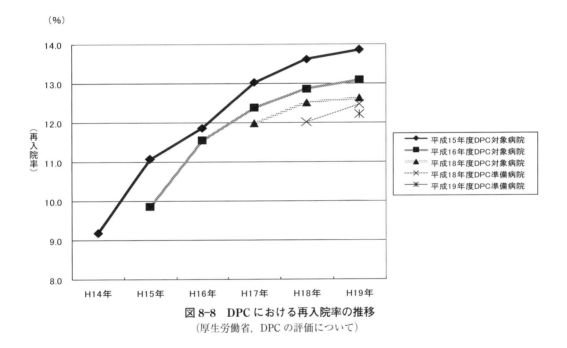

図8-8 DPCにおける再入院率の推移
（厚生労働省，DPCの評価について）

8-1-6 DPCデータの構成

DPC対象病院・準備病院はDPC請求以外にカルテ・レセプト情報のデータを厚労省に提出する義務があり，診療録（カルテ）からの情報，患者単位で把握する診療報酬明細書（レセプト）からの情報，医療機関単位で把握する情報などが，様式1，様式2，様式3，様式4，E，F，Dファイルに分けられている（表8-1）．

様式1は，患者単位で把握する主にカルテからの情報に該当し，DPC対象病院のうち，定められた入院基本料，特定入院料を算定する病棟・病室へ入院のあったものについて作成する．様式3は，医療機関単位で把握する情報に該当し，施設調査票であり，医療機関別の病床数，入院基本料等加算の算定状況等，地域医療指数における指定状況を把握するためのデータある．様式4は，患者単位で把握する主にレセプトからの情報に該当し，医科保険診療以外のある症例調査

表 8-1 DPC データの構成

データの内容			様式の名称
患者別匿名化情報	診療録情報		様式 1
	診療報酬請求情報	医科点数表による出来高情報（全患者）	E, F ファイル
		診断群分類点数表により算定した患者に係る診療報酬請求情報	D ファイル
		医科保険診療以外のある症例調査票	様式 4
施設調査票（平均在院日数，病床利用率等）			様式 3

票で，全患者が対象である．E, F ファイルは，患者単位で把握する主にレセプトからの情報に該当し，E ファイルは治療の実施年月日や行為回数，病院によっては病棟・医師情報であり，F ファイルは診療明細名称・使用数量・基準単位である．E・F ファイルは患者番号などで紐付けされた関連ファイルで，E ファイルに実施日情報が収められており，関連付けられた F ファイルには診療行為の詳細情報が収められている．したがって，E ファイルは出来高で請求する場合の一連の診療行為に対して 1 つレコードがあることになり，E ファイルの診療報酬合計は出来高請求時の入院全体の診療報酬点数と一致するようになる．一方，F ファイルはオーダーの中身である行為，薬剤，材料などの各オーダーの詳細情報になっている（図 8-9）．したがって，1 日に同じオーダー内容が複数回ある注射等の 1 日量は，「1 回数量（F ファイルの使用量）× 回数（E ファイルの行為回数）」になる．D ファイルは包括レセプト情報で DPC 対象病院のみが提出するもので，患者単位で把握する主にレセプトからの情報に該当する．

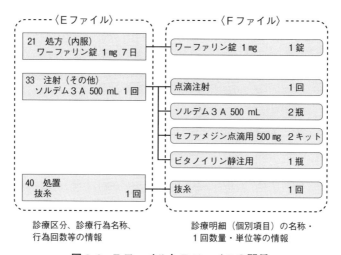

図 8-9 E ファイルと F ファイルの関係

第8章　DPC データを用いたコスト分析とその評価手法の基礎　**95**

8-2　DPC で医療の質を評価する

前述のとおり，DPC のデメリットは，医療機関が医療コストを低減し経営を重視するあまり，医療の質が落ちることである．この医療の質の低下を防ぐ為に，行政や研究機関による DPC データを活用した医療の評価を今後より積極的に行う必要がある．そこで，以下に DPC データに基づいた治療評価の例として，急性心筋梗塞（AMI）の治療評価と市中肺炎の治療評価ついて述べることとする．

8-2-1　急性心筋梗塞の治療評価

急性心筋梗塞（acute myocardial infarction：AMI）は，心臓が栄養の供給源としている冠動脈が詰まることによって血流量が低下し，心臓の筋肉が血流不足（虚血）になることで栄養不足に陥り，心臓の筋肉の一部が死んでしまう（壊死する）疾患である．急性心筋梗塞は依然死亡率の高い疾患であり，また慢性期（急性期の後）に心不全という死に至る状態へ進展する可能性が高い．

心筋梗塞の急性期は，心筋に対する相対的・絶対的酸素供給不足に対する処置として，安静にして酸素吸入などを行う．また鎮痛および体の酸素消費低下目的で，モルヒネを投与する場合もある．急性期には心筋梗塞の病巣拡大を防ぐことが最大の目的となる．一般的に「モルヒネ」「酸素吸入」「硝酸薬」「アスピリン内服」などが中心に行われ，morphine, oxygen, nitrate, aspirin の頭文字をとって「MONA（モナー）」という名称で心筋梗塞の応急処置（first aid）として知られている．

ここで，急性心筋梗塞症が疑われた患者に少量のアスピリンを早期（24 時間以内）に投与を行うことが，多くの心筋梗塞・急性冠症候群の多くのガイドライで推奨されている[*]．アスピリンは単独投与でも死亡率や再梗塞の抑制への有効性が明らかである[1]．また，アスピリンをストレプトキナーゼと併用することにより死亡率が 42％減少し[1]，さらに冠動脈再閉塞や虚血性心疾患を有意に抑制することが報告されている[2]．入院直後にただちに効果を得るためにアスピリン 160～325 mg（バファリン®81 mg2～4 錠またはバイアスピリン®100 mg2～3 錠）を噛み砕いて服用させ，以降 1 日 1 錠の服用を継続させる．

また，急性心筋梗塞の治療は発症後可能な限り早期に再灌流療法を行うことが生命予後の改善に重要であり，日本循環器学会のガイドラインにおいても推奨されている．現在，発症後 12 時

---

[*]日本循環器学会など：急性冠症候群，アスピリン 162～325 mg を咀嚼服用させ，その後 50～100 mg を長期投与する（2007）

　米国心臓学会／米国心臓協会：急性心筋梗塞，不安定狭心症／非 ST 上昇型梗塞，緊急搬送後可能な限り早い時点もしくは，搬送前後 24 時間以内にアスピリンを投与する（2006）

1）ISIS-2（Second International Study of Infarct Survival）Collaborative Group（1988）Randomised trial of intravenous streptokinase, oral aspirin, both, or neither among 17,187 cases of suspected acute myocardial infarction: ISIS-2, *Lancet*, 2（8607），349-60

2）Roux S., Christeller S., Ludin E.（1992）Effects of aspirin on coronary reocclusion and recurrent is chemia after thrombolysis:a meta-analysis. *J Am Coll Cardiol.*, 19, 671-7

間以内の場合に早期再灌流療法が適応とされており，再灌流療法は主にバルーンやステントを使用した PCI（経皮的冠動脈インターベンション）が行われる．胸痛あるいは胸部圧迫感が出現してから再灌流療法を受けるまでの時間は，病院到着までの時間と病院到着後から再灌流までの時間に分けられる．前者には患者が救急車を呼ぶまでの時間や救急車が迅速に再灌流療法を施行できる病院へ搬送する時間が含まれる．病院到着（door）から PCI（balloon）までの時間は，急性心筋梗塞と診断し緊急心臓カテーテル検査と治療のためのスタッフとカテーテル室の準備，さらに PCI の手技までが含まれる複合的な時間であり，door-to-balloon 時間としてその施設での急性心筋梗塞治療の quality を表す指標の１つとなる．この door-to-balloon 時間が 90 分以内であること，あるいは 90 分以内に再灌流療法が施行された患者の割合が 50％以上という指標が急性心筋梗塞の治療の質の向上として挙げられている．

　それでは，実際に，2006 年 4 月から 2007 年 1 月の DPC データを用いて，急性心筋梗塞（AMI）に対する治療評価を行うこととする．評価方法は，アスピリンの投与時間と PCI の適応時間，そしてアウトカムとして死亡率の分析により行う．様式 1 ファイルにおいて MDC 分類「05 0030 急性心筋梗塞，再発性心筋梗塞」で，「入院の契機となった傷病名」が急性心筋梗塞（I21$：急性心筋梗塞，I22$：再発性心筋梗塞，I24$：その他の急性虚血性心疾患）の患者の E，F ファイルを用いて確認するとともに，様式 1 ファイルによりその死亡率の分析を行うこととした．

　アスピリンの投与時期についてみてみると，表 8-2 の通りになった．分析期間に急性心筋梗塞が月平均 5 症例以上の施設と 5 症例未満の施設に分けて検証したところ，月平均 5 症例以上ある施設では，アスピリンの入院初日投与が 70.6％となり，5 症例未満の施設の 61.0％よりも良い結果が得られた．この結果から，症例数が多い施設ではアスピリンの早期投与は比較的高い確率で実施されているが，症例数が少ない施設では急性心筋梗塞に対する処置に慣れていないため，アスピリンの早期投与される割合が低いことが示唆された．

　次に，月平均 5 症例以上ある 29 施設について入院初日のアスピリン投与率を見てみると，図 8-10 のグラフのようになっていた．

　多くの施設で 70％を超える症例に対して入院初日にアスピリン投与が実施されていたが，実施率の低い施設に目を向けてみると 15％前後の施設もあり，実施率には大きな幅があることが

表 8-2　来院日のアスピリン投与状況

月平均 急性心筋梗塞症例数	初日投与 有り	初日投与 無し	初日投与 症例割合
5 症例以上 （1,046 症例）	738	308	70.6％
5 症例以下 （721 症例）	440	281	61.0％
総計 （1,767 症例）	1,178	589	66.7％

第8章　DPCデータを用いたコスト分析とその評価手法の基礎　*97*

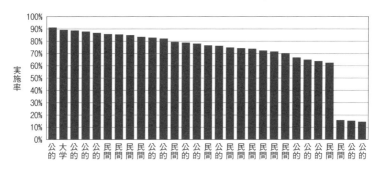

図8-10　入院初日のアスピリン投与状況

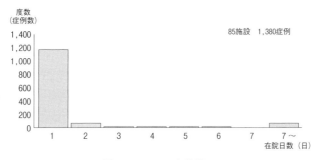

図8-11　PCI実施術日

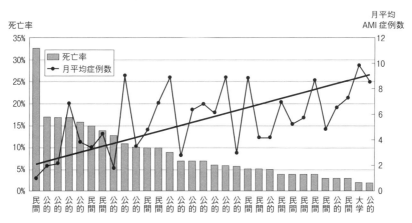

図8-12　PCI実施症例と死亡率の病院間比較

明らかとなった．

　次にPCIの適応時間についてみてみると（85施設，1,380症例），図8-11のグラフのように1,188症例（86％）が入院初日にPCIを実施していた．しかし，中には入院7日目以降にPCIを実施している症例があることも明らかとなった．

　さらに急性心筋梗塞患者のうちPCIを実施している1,380症例についてその死亡率を見てみると3.3％，45症例となっていた．ここで死亡症例がある施設のみに対象を絞って，死亡率と急性心筋梗塞月平均患者数との関係を図8-12のグラフで検討すると，症例数が多い施設では比較的死亡率が低くなる傾向が示された．

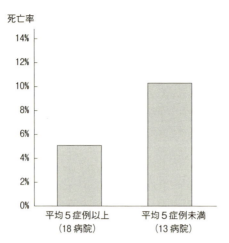

図 8-13　月平均症例数別 PCI 死亡率

　さらに，死亡症例が存在する施設を，月平均5症例以上と5症例未満に分け死亡率を示した図8-13のグラフを見てみると，5症例未満の施設群が5症例以上の施設群の死亡率の2倍になっていることは注目すべき結果といえる．

　以上のように急性心筋梗塞治療の質を，DPCデータから得られたアスピリン投与やPCI実施状況をもとに検討してきた．しかし，これらの医療行為に関する情報を記録したE, Fファイルには医療行為実施の日時は含まれているものの時間までは含まれていない．したがって，精度の高い医療行為の評価という点では，十分なものとはなっていない．また，詳細な病態基本情報についてみてみると経皮的冠動脈ステント留置術や経皮的冠動脈形成術を行った患者では1枝病変であるのか2枝病変であるのかなどは不明である．さらに，患者が心筋梗塞発症後，ただちに搬入されたのか，あるいは他の医療機関を経由して搬入されたのかについては明確でない．したがってDPCデータをもとに急性心筋梗塞の治療に関してより質の高い評価を行うためには，米国で実施されている「AMIレジストリー」のような詳細な共通フォーマットを構築する必要があると考える．

　（データは，ベンチマーク分析によるDPC対応　原価計算と標準治療計画の評価（2007）じほうより）

8-2-2　市中肺炎の治療評価

　市中肺炎を含む細菌性感染症の治療は起炎菌（原因となっている病原菌）を特定し，その菌に効果を持つことが明らかな抗菌薬の投与が原則となる．しかし，実際の臨床現場では原因菌を特定してから治療をはじめるのでは手遅れになる場合があるため，患者の年齢，症状の出方，レントゲンや血液検査所見から，原因菌を推定して抗生剤を選択するエンピリック（empiric）療法が行われることが多い．エンピリック療法は，従来から行われてきた医師の経験にもとづく治療法である．

　市中肺炎治療ガイドラインでは，病原微生物を特定し，これを標的にしぼった治療を行うことが推奨されている．しかし，しばしば肺炎は急激な経過をとるため，受診後4時間以内（かつて

は8時間以内)の抗菌薬の開始が勧められており,エンピリック治療を余儀なくされる場合が多い.原因菌が肺炎球菌などの一般的な肺炎で基礎疾患や危険因子がない場合,β-ラクタム系抗生物質が第1選択となる.アモキシシリンやβ-ラクタマーゼ阻害剤配合アンピシリン(スルタミシリントシル酸塩水和物)が典型的である.65歳以上で基礎疾患を有する患者の場合は,マクロライド系抗生物質やテトラサイクリン系抗生物質の併用が推奨される.さらに,慢性の呼吸器疾患がある場合はニューキノロン系抗生物質を使用する.従来から,レボフロキサシンなどのニューキノロンが広く使われてきたが,トスフロキサシンなどのキノロン系薬剤はレスピラトリーキノロンと通称されており,より強い抗菌作用が認められている.原因菌がマイコプラズマなどの非定型肺炎の場合は,クラリスロマイシンなどのマクロライド系抗生物質やテトラサイクリン系抗生物質が用いられる.また,特にレジオネラが疑われる場合,シプロフロキサシンなど静注用ニューキノロン系薬剤が第1選択となる.

ここでは,市中肺炎治療ガイドラインに示されたとおり,血液培養を行い原因菌が判明したのち,しかるべき抗生物質を投与しているか否か,抗生物質の選択が正しく行われているかを,DPCデータをもとに検討することとする.

図8-14は,分析対象の肺炎全症例と2病院(A病院,B病院)の入院初日の血液培養検査実施の有無を示したものである.菌培養検査は全症例のうち約半数で入院当日には行われていなかった.クリティカルパス導入に努力している2病院では,60%以上の実施率が示された.

次に,抗生物質の使用状況についてみてみると,ほとんどの症例で,入院初日から抗生物質が投与されていた.このことより,ガイドラインでは血液培養を行い原因菌が判明したのち,しかるべき抗生物質を投与することが推奨されているが,実際の臨床現場ではエンピリック療法が主流であることが明らかとなった.では,どのような抗生物質がエンピリックとして投与されているかをDPCデータから見てみると,表8-3のようになった.最も多く使用されているのはユナシン製剤(スルバクタムナトリウム・アンピシリンナトリウム)となっていた.ユナシン製剤は,β-ラクタマーゼ阻害剤配合のペニシリン系抗生物質製剤であり,ガイドラインが示すエンピリック療法の第1選択薬である.次いで,ロセフィン®(セフトリアキソン(CTRX))が多く使用されていた.ロセフィン®は,第3世代セフェムに分類されており半減期が長く1日1回投与が可能なため,入院を必要としない肺炎患者への使用がガイドラインにおいて推奨されている薬剤である.ペントシリン®,パンスポリン®,メロペン®と続く.ガイドラインは,耐性菌防止の観点から,抗菌力が強く,抗菌域の広いニューキノロン系とカルバペネム系抗菌薬をエンピリック

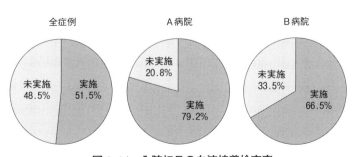

図8-14 入院初日の血液培養検査率

療法の第1選択薬としないとされているが，前述の抗生物質の使用状況はこの点においてある程度評価できるものと考えられる.

表8-3　市中肺炎に対する抗生物質使用状況

No	抗生剤	症例割合
1	ユナシン	22.6%
2	ロセフィン®	10.4%
3	ペントシリン®	9.2%
4	パンスポリン®	6.6%
5	メロペン®	5.6%
6	ミノマイシン®	4.9%
7	スルペラゾン®	4.7%
8	マキシビーム®	3.4%
9	モダシン®	3.0%
10	セフメタゾン®	2.7%

日本呼吸器学会の成人市中肺炎診療ガイドラインでは，β-ラクタマーゼ阻害薬配合ペニシリン注射薬が第1選択薬に推奨されている.

（データは，ベンチマーク分析によるDPC対応　原価計算と標準治療計画の評価（2007）じほうより）

参 考 文 献

1）松田晋哉（2004）診断群分類とは何か，第2603号，週刊医学学会新聞，医学書院
2）秦温信（2007）ベンチマーク分析によるPDC対応　原価計算と標準治療計画の評価，じほう

第9章

医療サービスの料金

● 電気料金はなぜ安くならない？

　夏のある日，新人薬剤師Aくんは，遅刻寸前で駅から猛ダッシュで汗だくになって薬局に滑り込みました．先輩薬剤師Oさんが，「Aくん汗だくで大変だねぇ～．もっと時間に余裕を持って出勤しないと」と声をかけたところ，Aくんは「電気代が値上がりしたんで，寝るときにエアコンをかけるのをやめたんです．そのおかげで寝不足で朝起きれないんです．早く原発が再稼動されて，電気代が安くならないと僕もう体も財布もぼろぼろになってしまいます！」と答えました．そこでOさんが「Aくんほんとに原発が再稼動されるだけで電気代が安くなると思ってるの？電気料金ってどうやって決められてるか知ってるの？」と聞きました．さあ，Aくん，どう答えるか…．Aくんピンチ！

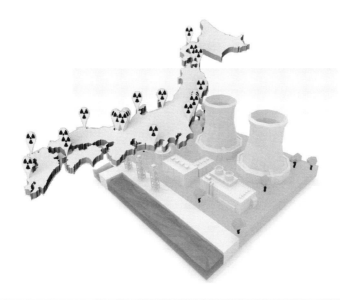

9-1　一般的な料金規制—公共料金

　一般的な財やサービスの価格は，市場に多数の売り手と買い手が存在する完全競争市場においては，図9-1に示した市場供給曲線と市場需要曲線の交点となる．この価格は均衡（市場の需給が一致する状態）の水準で決定されるため，需要者・供給者も，自分で価格を決定できない．一方，少数の限られた供給者により財やサービスが提供される独占市場において，価格は生産者の利潤が最大となる独占価格に設定される．しかし，独占価格は供給者により限りなく高い価格に設定されるわけではない．独占価格がある一定の水準以上に上がるとそれに対応して需要の減少が起こるため，青天井価格とはならない．では実際の市場はどうなのか？ 実際の市場は，完全競争市場でも，独占市場でもない．したがって価格は完全競争価格と独占価格の間に落ち着くこととなる．

　では，すべての財やサービスがこのような市場原理に従って，価格決定されてもいいのか？ 答えは，Noである．第5章で述べた価値財などと呼ばれる教育や医療などのようなものは，効率的な資源配分と消費者保護の観点から当局により価格が規制されたり，無償とされることが必要となる．ここでは，当局による料金規制について詳しく説明することとする．

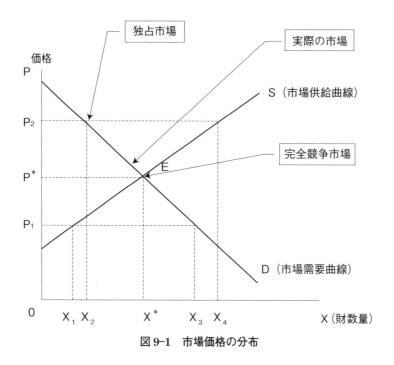

図9-1　市場価格の分布

9-1-1　平均費用と限界費用

　料金規制は，先に述べた消費者保護の目的以外に，過当競争防止，独占の弊害除去，国内産業の保護育成のために行われる．

　料金規制により定められる規制価格は，限界費用により定められるものと平均費用により定められているものがある．では，限界費用と平均費用とは一体どのようなものであり，これら2つの費用の間にはどのような関係があるのだろうか？

　限界費用とは，生産者が，生産量を1つ増やした時にかかる費用の増加分，換言すると1単位増産するための費用である．また限界費用に対して生産者が生産量を1つ増やした時の収入の増加分は，限界収入と言われる．そこで，

　　　価格（＝限界収入）　＞　限界費用

であれば，さらなる収益が見込まれるので増産し，

　　　価格　＜　限界費用

であれば，赤字が発生しているので減産する．ここで，

　　　価格　＝　限界費用

であることが利潤最大化の条件として導かれる．厚生経済学の第1定理に従えば，料金規制は生産者の限界費用に基づいて設定されるのが望ましいと言える．

　他方，平均費用とは，生産量1つあたりの総費用（TC）のことをいう．電力，ガス，水道，鉄道，携帯電話などの膨大な初期費用を要する費用逓減的産業においては，

　　　限界費用　＜　平均費用

で操業する状況となっており，このような産業においては限界費用水準に従って規制価格を設定すると，事業者に膨大な損失が発生する．そこで，費用的逓減的な産業においては平均費用に基づいた料金規制が適切であると言える（図9-2）．

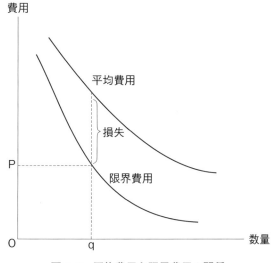

図9-2　平均費用と限界費用の関係

9-1-2　総括原価方式

(1) 総括原価方式

　総括原価方式とは，事業運用にかかる費用と適正な事業報酬の和を適正な原価とし，設定するものであり，供給原価に基づき料金が決定される方法である．つまり，必要な原価に，資金調達コストに相当する事業報酬を織り込んだものであり，下の式により規制料金が決められる．

　　　規制料金 = C + Cr
　　　C：原価　　r：報酬率

　この式を見てもわかるように，総括原価方式において，規制当局が管理できるのは，報酬率 r のみなのである．したがって，総括原価方式は，「公正報酬率規制」とも呼ばれる．総括原価方式は，安定した供給が求められる公共性の高いサービスに適用されるので，この総括原価方式が適用されているものとして，電気料金，ガス料金，水道料金などがある．

(2) 総括原価方式のメリット・デメリット

　総括原価方式のメリットとして以下のような点があげられる．

- ・料金算定の根拠が比較的わかりやすい．
- ・事業者が過大な利益・損失を生じることがない．
- ・消費者が過大な料金の負担を負うことがない．
- ・安全性やサービス向上のため長期的な設備投資へのインセンティブが働く．
- ・将来の利益がある程度確約されるので，中長期的な経営計画を立てることができる．
- ・経営が安定することにより，金融機関より低金利での融資を受けることができる．

　総括原価方式は，原価とその原価に対する報酬率（利益率）が決められているため，料金設定の根拠が明白で，一定の利益が常に得られるため事業者が過大な利益を得ることや損失を被ることがない．同様に，消費者も法外な料金負担を強いられる危険性が少なくなる．さらに，原価には事業者がその事業に必要とする資産も含まれるため，長期的な事業計画を立てその結果容易に金融機関からの融資を受けやすくなり，安全性やサービス向上のための設備投資へのインセンティブが働くことが期待できる．

　総括原価方式のデメリットとして以下のような点があげられる．

- ・経営効率化へのインセンティブが働きにくい．
- ・原価に関する情報が事業者に偏在している（情報の非対称性）．
- ・事業者が経済情勢等に応じて柔軟に料金を設定することが困難．
- ・過剰な設備投資が行われる可能性がある．

　デメリットとしては，原価と利益率から価格が決定されるため，価格の柔軟な変更が困難であることや，一定の利益率が確約されているため事業者による経営効率化へのインセンティブが働きにくいことがあげられる．さらに事業関連資産も原価とみなされるために，不必要な設備投資が行われ，価格が高騰する可能性がある．この過剰な設備投資が起こることを AJ 効果（Averch, H. & L. L. Johnson）という．

AJ効果の最たるものとして，電気料金における原子力発電所の取り扱いが挙げられる．電気料金は先にも述べたとおり，事業報酬は原価低減によって得られるのではなく，発電用資産に対してあらかじめ報酬率が決められる総括原価方式により決定される．直近の2008年では利益率は3％となっていた．つまり，発電用資産が増えれば増えるほど，事業報酬は大きくなる．そのため，原発のような何千億円もする巨額な発電用資産を建設したほうが，事業報酬も増えることになり，原発建設推進の大きな誘因になっている．さらに，原発では資産の中に使用済み核燃料まで含まれていることには驚愕する．一般的にはゴミとしか思われない使用済み核燃料が，ここでは資産として扱われている．

したがって，電気料金のみでなく，消費者は自らが消費する財やサービスの規制価格がどのように決定されているかを十分に理解し，問題点を明らかにしていく必要がある．

9-1-3 料金体系

事業者が自社の製品・サービスの価格設定を行う際に，流通各段階での粗利益（＝マージン）を標準的に設定して全体の価格構造を示したものを「価格体系」という．

価格体系には，差別料金制，定額料金制，従量料金制，二部料金制などがある．ここではこれらの料金体系に関して整理することとする．

差別料金制とは，同一サービスであっても利用者によって負担する料金が異なることで，すなわち，利用者・利用時間帯・利用量などによって異なった料金にすることである．この料金体系は，費用逓減的産業に適用される場合が多い．なぜなら，費用逓減的産業は，規模の経済が強く働くため，供給量を増加させればさせるほどコストが低下するためであり，使用量が多い利用者ほど割安な価格となる．電力，ガス，水道などでは，家庭用が割高な価格設定となっており，大口利用者である業務用が割安の価格設定となっている．

定額料金制とは財やサービスの使用量に関係なく一定の料金で，財やサービスを消費することができる料金体系である．これに対して従量料金制とは，財やサービスの使用量に応じて料金を支払う料金体系である．二部料金制は，定額料金制と従量料金制を組み合わせたものである．二部料金制における定額料金制部分は基本料金と称され，事業者の固定資本部分の回収に充てられ，従量料金制部分は可変資本部分の回収に充てられる．二部料金は，インターネットプロバイダー料金，携帯電話料金，電気，ガス，水道などに適応されている．

ここで，料金が決定される際には，それぞれの財やサービスの価格弾力性が考慮される．価格弾力性とは，価格の変動によって，ある製品の需要や供給が変化する度合いを示す数値である．需要の価格弾力性の場合は，需要の変化率/価格の変化率の絶対値で表される．たとえば，ある製品の価格を10％値上げしたときに，需要が5％減少したとすると，この場合の価格弾力性は0.5となる．この値が1より大きいと「弾力性が大きい」といい，1より小さいと「弾力性が小さい」という．価格弾力性が小さい場合は，価格を変更してもほとんど需要は変化しないが，価格弾力性が大きいと，価格が変わると需要が大きく変化する．通常，コメや野菜などの生活必需品は価格弾力性が小さく，宝飾品などの贅沢品は価格弾力性が大きいといわれる．そして事業者は安定した収入を得るための次善の策として，価格弾力性の小さい財やサービスは，需要の変化

への対応がしにくいので，比較的低料金とし，価格弾力性の大きい財やサービスは需要の変化への対応がしやすいので，比較的高料金に設定している．これを「ラムゼー最適な料金体系」という．

9-1-4 インセンティブ規制

総括原価方式により設定された価格では，上述の通り一定の利益率が確約されているため，費用最小化を図っても事業者の利潤の増加にはつながらず，事業者によるコスト削減などの経営効率化が行われなくなり，その結果技術革新も進まない状況となってしまう．そこで，規制産業に対し，経営効率向上による利益の一部を還元したり，規制緩和や規制改革を行うことにより，合理化，技術革新を促進させるような規制方式が取られるようになってきている．このように事業者に経営合理化を誘発させる刺激を与える規制方法を，インセンティブ規制という．

インセンティブ規制として最も一般的なものとして，ヤードスティック規制やプライスキャップ規制がある．

(1) ヤードスティック規制

ヤードスティックとは物差しを意味する．この方法は料金決定の際に，他企業のコスト情報を決定の基準として活用する方法である．具体的には，各企業のコスト情報からその事業における基準コストを算出し，それを料金設定の決定に反映させる（図9-3）．基準コストよりも低いコストを実現した事業者に対しては，その基準コストと実現したコストとの差額を基準に超過利潤を得ることができる．一方，基準コストを上回るコストでしか実現できなかった事業者に対しては，実際にかかったコストを基にした料金設定を認めないというペナルティを課すものである．相互の原価引き下げ努力を通じて，経営効率化の向上を実現させることができる．ここで，ヤードスティック方式を有効なものとするためには比較対象が必要であることから，同様のサービスを提供する事業者が複数存在し，なおかつそれらのコスト条件がほぼ同一でなければならない．日本の電気通信事業では比較が困難であることから，この方式を採用することは難しい．現在日本では，鉄道事業や電気事業で採用されている．

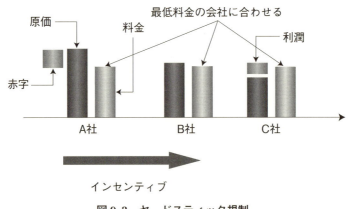

図9-3 ヤードスティック規制

(2) プライスキャップ規制

この方法は，規制当局がサービスの上限価格を設定し，事業者は上限価格以下で料金設定を自由に行えるものである．

事業者は上限の範囲内であれば料金を自由に設定でき，効率的に資源を配分できる．経営努力の結果，コストを削減できれば，その分だけ超過利潤を得られる（図9-4）．プライスキャップは通常，消費者物価など一般物価上昇率から当該産業の目標コスト削減率を差し引いた数値となっている．この目標とするコスト削減率は数年に1回改定される．この方式は，料金改定のたびに原価を厳密に推計する手間を省け，また企業が生産性向上に成功すれば少なくともその期間中は収益を上げることができるなど，コスト削減の誘因となっている．また，適正価格が導入された時点で，規制の意味がなくなるので，将来的に規制撤廃を前提とした過渡的な規制である．

日本では，平成12（2000）年10月にNTT東西地域会社の電話，ISDN，専用線料金に導入された．最初の改定が3年後の平成15（2003）年10月に実施され，上限料金を定める方式などが見直された．

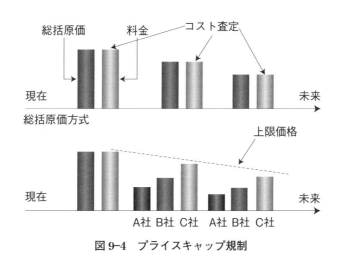

図9-4　プライスキャップ規制

9-2　医療費決定の行政手続き

わが国では国民皆保険制度が実施されているので，医療費は診療報酬として健康保険により決められている．健康保険がない時代には，医師の裁量により医療サービスの料金は決められており，裕福患者からは高額な報酬をとり，貧しい患者は無償とする，医師個人による社会保障が行われていた．しかし，1927年健康保険法施行後は，医療費に関する医師の裁量権が次第に制限され，1958年「新医療費体系」以後は，医師に裁量権はなく，政府主導で医療費が決定されている．医療費の決定は健康保険法第76条第2項の「療養の給付の額は厚生労働大臣が決定する」にある通り，厚生労働大事が決定することとなっている．しかし，実際は厚生労働大臣の諮問機関である中央社会保険医療協議会（中医協）が診療報酬改定などについての答申を出し，その答申に基づいて厚生労働大臣が診療報酬を決定している（保険法第82条）．

中央社会保険医療協議会は，次に掲げる委員20人をもって組織される．1号委員，健康保険，船員保険及び国民健康保険の保険者並びに被保険者，事業主及び船舶所有者を代表する委員7人（支払い側）．2号委員，医師，歯科医師及び薬剤師を代表する委員7人（医療側）．3号委員，学識経験者など，公益を代表する委員6人の計20人である．委員及び専門委員は，厚生労働大臣が非常勤の身分として任命し，委員の任期は2年で，1年ごとに，その半数が任命される（委員に欠員を生じたとき新たに任命された委員の任期は，前任者の残任期間となる）．中央社会保険医療協議会総会付議事項として，特定保険医療材料価格の改定や特定承認保険医療機関の指定などがある．

このような診療報酬決定方法における問題点としては，皆保険制度の主体は5,000を超える健保組合であるが，組合自体には医療費の根源とも言える診療報酬を決定する権限がないことが挙げられる．さらに，医療の質の低下が挙げられる．これは，ある医療が行われる際に，各々の医療行為の料金を保険点数の形で定めるが，併せて定められている点数を適用する条件をも規定して，これを公定料金とする体系である．したがってまず医療料金が決められ，さらにその医療料金が適切か否かを診療側に求めた上，事後処理として是非を決めるので，診療体系が医療レベルを決定してしまうことさえ起こり得る．この際，医療レベルの質の低下については言及しないが，質の高い医療は過剰医療とみなされる事態も起こっている．この過剰な部分は医療上必要なものであれば保険外で認めるべきものであるが（混合診療），皆保険の原則に馴染まないという理由で，医療レベルは診療報酬体系の中で対応できるレベルにとどめられる．これは医療費の抑制にはなるが医療の質，レベルを低下させる要因になるのである．

ここで，一連の診療行為において，健康保険・国民健康保険等の適用範囲内の分（保険がきく分）については保険を使い，範囲外の分（保険がきかない分）については自費で治療することを混合診療といい，混合診療は原則として認められていない．診療行為の中に保険が適用されないものが含まれる場合，本来は保険が適用される分も含めて，その診療行為全体が保険の適用外とされる．自費となる混合診療を認めると，患者の所得に応じた療養格差が生じるため，すべての国民がお金の心配をせずに平等に治療を受けることができるよう保険診療を重視し，混合診療を禁止している．また，日本医師会は，混合診療を全面解禁して自由診療・保険外診療が拡大したり，営利企業が参入したりすると，結果的に公的医療費の増大を招き，将来的には国民皆保険が事実上崩壊すると主張している．

9-3　点数表の構造

医療サービスの公定価格の制度である診療報酬のもとでは，細分化された医療行為ごとに，点数が付けられている．この点数を定めたものが診療報酬点数表である．診療報酬点数表に基づき，診療報酬が，1点＝10円として計算される．診療報酬点数表には医科診療報酬点数表，歯科診療報酬点数表，調剤報酬点数表，診断群分類点数表の4つの種類がある．出来高払い方式が採用される通常の病院等では，「1．医科診療報酬点数表」と「2．歯科診療報酬点数表」が適用される．これに対して，特定機能病院や療養病床，つまり，包括払い方式では，「4．診断群分類点数

表」と「1. 医科診療報酬点数表」が適用される．また，保険薬局では，「3. 調剤報酬点数表」が適用される．

　診療報酬点数表とは，平たく言えば，医療行為の公定価格表である．したがって，医療関係者にとっては，非常に重要な資料であり，医療機関にとっては，診療報酬点数表は，経営上，最大の関心事となる．つまり，点数の高い医療行為をすればするほど，儲かるからである．一方，保険者（国や市町村など）にとっては，全体としての医療費の動向を推測する際の基本的なデータとなる．

9-3-1　点数表の変遷

　前述のとおり，健康保険がない時代には，医師の裁量により医療サービスの料金は決められており，裕福患者からは高額な報酬をとり，貧しい患者は無償とする，医師個人による社会保障が行われていた．医療保険制度が整備されるにつれて，保険者（政府）により診療報酬が決定され，診療報酬は診療点数として算出され，政府から各医療機関へ配分されるようになった．

　昭和初期においては，日本政府は，診療報酬様式として，人頭請負点数払方式により医師会と診療契約を結んだ．これは，被保険者が一定の料金（政府が決定）を保険医の団体に支払い，各診療項目に定められた点数に従い，医師の稼動点数を算出し，それに応じて，報酬を分配する方式が取られていた（図9-5）．しかしこの方法では，個別医家の診療点数計と全医家の診療点数合計が正確にわからないと診療報酬を分配できないという問題点があった．

　現在は，月次精算，現物給付方式が取られており，患者は法定の一部負担金を医療機関に支払うだけで医療サービスを受けることができ，保険医療費の精算は1か月単位で行われる．ただし，日本の患者負担金は世界でもトップレベルの高負担率となっている．

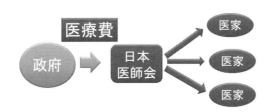

図9-5　戦前の医療費分配方法

9-3-2　費用補填の範囲

　月次精算の範囲は，レートベース方式により計算されており，現在の新医療費体系はかなり厳密な原価計算に基づいて決定された．しかし，その後は厚生労働省により医療機関調査，保険者調査，薬剤調査（医療経済実態調査）が行われ，厳密な原価計算なしに社会情勢の変動と医学医術の進歩に対応して単価引き上げや算定項目の追加がやや場当たり的に行われている．原価計算

なしに合理的な料金規制が行えるわけがなく，日本の医療費問題の根源とされている．

保険医療費は，資本財の減価償却費，医師等の人件費，若干の消耗品費などの原価をもとに算出される．各医療機関においては，医療サービスを提供する上で以下の費用が必要とされる．大型医療機器・厨房施設・病床など医療行為に必要とされる資本財費（医療行為に直接関係のない敷地や建物は算定外）や医師，薬剤師，事務員等の人件費に代表される固定費用．注射器・注射針・包帯・画像診断フィルムなどの消耗品費，光熱費・病院給食費・借入金支払利子などの原材料費に代表される可変費用．薬剤費として保険から別途補填される薬剤費などがある．料金規制の視点からの費用分類から，医師・看護師等の医療スタッフの人件費，医療機器や入院ベッドの減価償却費は直接費用に分類され，事務員等の病院スタッフの人件費，病院内冷房費，清掃等の委託費などは，間接費用に分類される．

ここで，医療費はレートベース方式により算出されているため，報酬アップのために大型医療機器を導入するAJ効果が指摘されている．その例として，図9-6に示したようにわが国のCT導入台数は，他の先進国と比較して群を抜いて多いことがわかる．

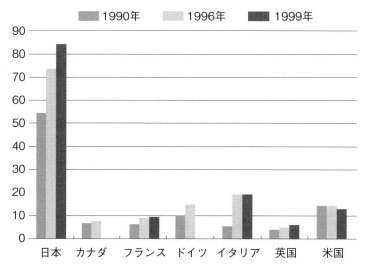

図9-6 先進国のCTスキャナー設置数（人口100万人当たり）
（OECD Health Data 2003（2003）A comparative analysis of 30 courtries）

9-3-3 医療費財源配分係数表

医療報酬点数表は，医師の技術料に相当する診療料，診断料，手術料，指導料と資本財の減価償却補填料に相当する入院点数に大きく分けられる．米国では，医師の技術料と消耗品料は別に算定されるが，わが国においては，すべての項目において本来の技術料以外に消耗品料なども含まれていたり，資本財以外に検査技師や看護師の人件費が上乗せされていたりしているところが特徴である．

日本の診療報酬点数表の構成は，図9-7の通りになっており，これらに基づいて診療報酬が算定される．

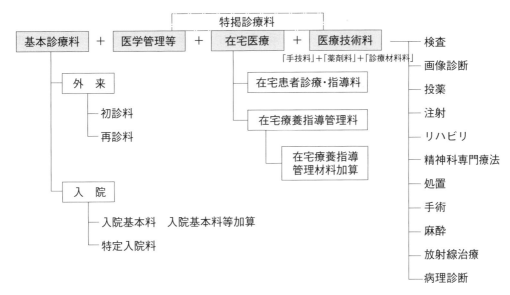

図 9-7 診療報酬点数表の構成

特掲診療料とは病状や処置法によって対応が大きく異なるため，基本診療料と言った包括的な支払いになじまないもので，個々の行為について評価して算定できるようにしたものである．

9-4 薬価基準

薬価基準とは，医療保険制度に基づく診療行為において使用できる医薬品を定めたものであり，医薬品を使用した際に医療保険での支払い価格を定めたものである．

9-4-1 品目表としての薬価基準

薬価基準は，厚生労働大臣が定め，医薬品の品目表にそれぞれの品目ごとに規格・単位と薬価を示した価格表である．薬価基準には，平成26（2014）年2月3日現在，約1万8千品目が医薬品に収載されている．薬価基準制定当初から1978年までは，医薬品の主成分を指定した「一般名収載」方式をとっていたが，その後，ニフェジピンの徐放性錠などにみられるように同一薬品であっても製剤的違いのあるものが登場してきたため不向きとなった．そこで，1978年以降は化学的組成等を示す一般名が同じであっても，販売名（銘柄別）が異なれば異なった医薬品として収載される「銘柄別収載」となった．銘柄別収載の例外として日本薬局方収載医薬品，ワクチンのような生物学的製剤基準収載医薬品および生薬は，一般名で収載されている．

したがって，薬価基準には製品名，成分名，保険給付価格，適応症が記載されており，薬価基準は保険診療に使用できる医薬品一覧表（positive list）であり，保険適用医薬品の価格表（tariff）と言うことができる．

9-4-2 基準価格

薬価基準に規定された保険給付価格を基準価格という．医薬品の価格には基準価格以外に，実勢価格と仕切り価格が存在する．実勢価格とは流通価格であり，医療機関の仕入れ値を意味する．また，仕切り価格とはメーカーから医薬品卸への出荷価格のことである．最終小売価格である保険給付価格が政府により規制されているので，薬価基準が2年に一度改定される際には必然的に仕切り価格，実勢価格にも影響が出てくる．

ここで，薬価差益という言葉をよく耳にするが，下の式に示した通り，薬価差益とは基準価格と実勢価格の価格差のことであり，病院や調剤薬局の儲けに相当する．

$$薬価差益 = 基準薬価 - 実勢価格$$

これまでの出来高払い制度においては，この薬価差益は薬を出せば（処方）出すほど，病院の利益が上がることから，患者の薬漬けをつくりだしてしまったため，薬価差益＝医療荒廃の元凶と位置付けられていた．この状況を改善するために，1986年に23.0％だった薬価差益（率）は，度重なる薬価切り下げで2004年には6.3％まで激減することとなった．しかし，薬価差益はただ単に医療機関の儲けのみではなく，薬の維持・管理，期限切れ薬の処分などの費用なども含んでいるため，現在の基準薬価では医薬品を個々に評価すると，薬価差益どころか薬価差損を生じている医薬品も少なくない．したがって，医療機関において医薬品の管理を行う薬剤師は，薬の維持・管理のみを行うのではなく，在庫管理を厳密に行い不要在庫や期限切れ薬の増加を抑え医療機関経営に貢献していく必要がある．

上述の通り基準価格は1986年から約20年で約17％減少したわけであるが，それに伴い製薬企業の利潤率も低下しているのであろうか？答えはNoである．図9-8に示す通り製薬企業の利潤率は，1989年以降2000年まで大きな変化は起きていない．

では，薬価基準が引き下げられてもなぜ製薬企業の利潤率が低下しないのか？その理由として以下の4つの仮説が挙げられる．

① 薬価基準収載時の価格が異常に高く，そして収載後の改定における引き下げ幅が不十分であ

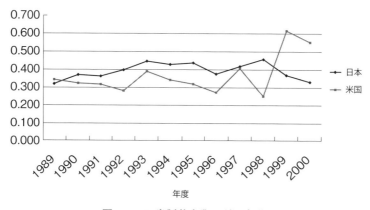

図 9-8 日米製薬産業の利潤変動
（菅原琢磨ほか（2003）日本製薬企業における経済的利潤率の測定）

った.

> →利潤の高さを説明できても，安定的推移を説明できない.

② 仕切価格引き下げ分を使用量（販売量）の増加で補ってきた.

> →クラビット®100 mg 錠発売当初は1日2錠分2で OK だと言っていた．その後3錠分3になり，今や500mg 錠が登場している．作用は容量依存性の場合が多いからこんなことが医師にも受け入れられる.

③ 生産性の向上によるコストダウン.

> →現実的にはかなり考えにくい．2年ごとにコストダウンできるか？

④ 薬価基準で高価格が設定されている新薬をメーカーが意図的に処方してもらう.

> → ACE 阻害薬から ARB へのシフト．でもなかなか思うように新薬がポンポン出ないので難しい.

　最後に薬価差益（率）低下に伴い，国民の薬漬けは解消されたのだろうか？表9-1に示す通り，平成7（1995）年から平成13（2001）年において国民1人当たりの薬剤費は上昇しているが，総医療費に占める薬剤費の割合は減少しているので，薬価差益（率）引き下げにより一定の効果があったものと評価できる.

表 9-1　先進国の国民1人当たりの薬剤費

	診療に従事する医師数（2000年，人口千人当たり）	国民1人当たり薬剤費（国民1人当たり総医療費に占める比率）	
		平成7（1995）年	平成13（2001）年
日本	1.9	26,400 円（17.8%）	39,300 円（15.2%）
カナダ	2.1	20,100 円（10.1%）	43,600 円（12.9%）
フランス	3.3	26,900 円（14.4%）	51,800 円（16.6%）
ドイツ	3.3	22,300 円（10.5%）	42,000 円（12.3%）
イタリア	4.1	—	—
英国	2.0	13,100 円（10.5%）	—
米国	2.7	21,400 円（ 6.2%）	60,000 円（10.1%）

（OECD Health Data 2003（2003）A comparative analysis of 30 courtries）

9-4-3　基準価格の決定方法

　薬価基準は，平成22年2月12日に中医協がとりまとめた「薬価算定の基準について」に基づき，厚生労働大臣が告示する．薬価基準で定められた価格は，医療機関や薬局に対する実際の販売価格（市場実勢価格）を調査（薬価調査）し，その結果に基づきに2年に1度定期的改定される.

（1）新医薬品の薬価算定方式

　新医薬品の薬価算定方式には，類似薬効比較方式，原価計算方式がある.

1) 類似薬効比較方式

同じ効果を持つ類似薬がある場合には，市場での公正な競争を確保する観点から，新薬の1日薬価を既存類似薬の1日薬価に合わせて設定する．比較薬は，原則として薬価収載後10年以内の新薬であって後発品が薬価収載されていないものを用いる．

たとえば図9-9のように既存A薬は1錠50円で1日3錠服用し1日薬価が150円なのに対し，新薬は1日2錠服用で同様の効果が得られるのであれば，1錠75円と価格設定される．

さらに，当該新薬について，類似薬に比べ高い有用性等が認められる場合には，上記の額に表9-2に示す補正加算を行うことが取り決められている．

また，新規性に乏しい新薬については過去数年間の類似薬の薬価と比較して，もっとも低い価格とすることと取り決められている．類似薬がない場合には，原材料費，製造経費等を積み上げるレートベース方式により薬価を決定する．

最後に，類似薬効比較方式および原価計算方式のいずれの場合も，外国平均価格の1.25倍を上回る場合は引き下げ調整を，外国平均価格の0.75倍を下回る場合は引き上げ調整を行い，外国価格との乖離を調整することとしている（外国平均価格調整）．

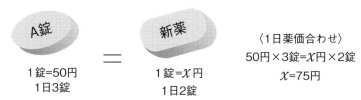

図9-9　新薬薬価決定法
(厚生労働省資料)

表9-2　新薬薬価算定率

画期性加算	70〜120%	新規の作用機序，高い有効性・安全性，疾病の治療方法の改善
有用性加算	5〜60%	高い有効性・安全性，疾病の治療方法の改善　等
市場性加算	5%，10〜20%	希少疾病用医薬品　等
小児加算	5〜20%	用法・用量に小児に係るものが明示的に含まれている　等
先駆導入加算	10%	外国に先駆けて我が国で最初に薬事承認を取得　等

(厚生労働省資料)

新規収載後発医薬品については，先発品の薬価の0.7掛けとし，すでに後発医薬品が収載されている場合は，最低価格の後発品と同価格とする（図9-10）．

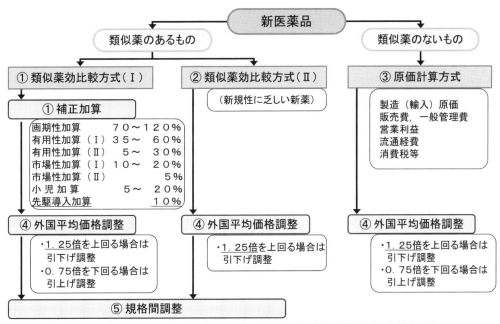

図 9-10　新医薬品の薬価算定方式
(厚生労働省資料)

(2) 既収載医薬品の薬価算定方式

既収載医薬品の薬価改定は，平成3 (1991) 年までは薬価調査をもとにバルクライン方式により決定されていたが，平成4 (1992) 年以降は加重平均値一定価格幅方式により行われるようになった (図 9-11).

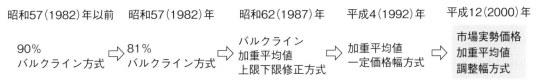

図 9-11　薬価算定方式の変遷

1) バルクライン方式

バルクライン方式とは，実勢価格の最低価格からの取引量の相対度数を累積していき，一定の累積度数に対応した価格を基準価格とする方式である．一般に，医薬品の個別銘柄を取引値の安い順に並べ，90％に相当する量に対応する価格を薬価基準と定めていたが，この方法は，比較的薬価を高く決定してしまい，価格操作されやすいので，医療環境を整備する過程においては，医療機関に大きな利益を与えるため有用であったが，現在のような医療費の抑制を必要とする時代においては，不向きと言える (図 9-12).

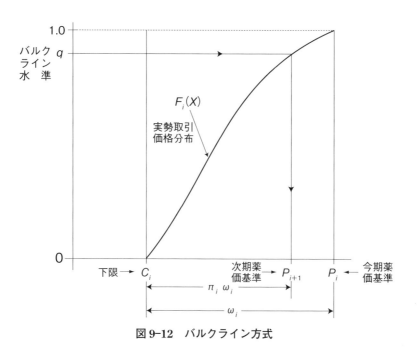

図 9-12　バルクライン方式

2) 加重平均プラス一定幅方式

　卸の医療機関・薬局に対する販売価格の加重平均値（税抜きの市場実勢価格）に消費税を加え，さらに薬剤流通の安定のための調整幅（改定前薬価の2%）を加えた額を新薬価とする方法である（図9-13）．

$$\text{基準価格} = \text{実勢価格の加重平均} + C$$

　平成4（1992）年以降，調整幅をR幅（reasonable zone）と称したが，平成14（2002）年からはC幅と改称した．バルクライン方式からの移行時は，R幅は15%に設定されていたが，薬価引き下げとともに調整幅は縮小され，現在ではC幅は2%になっている．

　加重平均プラス一定幅方式は，バルクライン方式と比較して薬価が低くなるので，その導入は

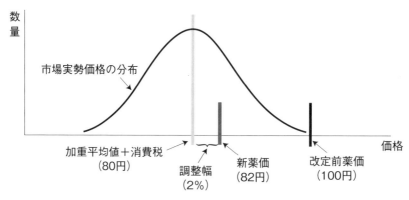

図 9-13　加重平均プラス一定幅方式
（厚生労働省資料）

医療費抑制の面からも一定の評価ができる.

9-5　医療費の審査支払制度

審査支払制度とは，保険医療機関からの診療に係る医療費の請求が正しいか審査した上で，健康保険組合（保険者）などへ請求し，健康保険組合から支払われた医療費を保険医療機関へ支払いをする制度である.

9-5-1　制度の概要

会社の従業員などは，協会健保や健康保険組合（保険者）などに加入しており，加入者本人（被保険者）やその家族（被扶養者）が病気やケガをして，病院（保険医療機関）に行って治療を受けると，その医療費（1日から末日まで）は診療報酬明細書（レセプト）という形で病院から支払基金に請求されることになる. 支払基金では，この病院から請求されたレセプトが適正であるかどうかを審査したうえで，健康保険組合に診療報酬請求を行い，健康保険組合は事業主と従業員から納められた保険料により支払基金に診療報酬を払い込み，支払基金は，毎月一定の期日までに保険医療機関に診療報酬の支払いを行う.

保険医療機関等の数は約23万か所，保険者の数は約15,000か所，毎月，取り扱うレセプトの数は約7,800万件となっており，1か月の流れは次ページの（2）請求・審査・精算の流れに示した通りになっている.

(1) 審査支払設立の経緯

第二次大戦直後の混乱の中で医療保険は存続の危機に直面していたが，戦後内閣とGHQは医療保険制度を維持する政策を採用した. 戦後内閣が最初に実施したのは，組合方式で運営されていた国保を自治体公営に切り替えて，財政基盤の安定化を図ることであった. 次に実施されたのが診療報酬支払プールの創設であった（昭和23（1948）年）. さらに遅れて昭和25（1950）年に医薬品を保険診療に優先配分する目的で，薬価基準制度が導入された.

戦前から終戦直後まで，医療費精算は様々な方法により行われていた. たとえば，政府管掌保険は，年間の総医療費を予算決定し，その総医療費を各医家に医療提供率に応じて分配する方式が取られていた. しかし，戦後の混乱の中で保険料の徴収が困難となり，そのため診療報酬の支払い遅延が慢性化した. さらに，急激なインフレーションは遅れて支払われた診療報酬を大きく目減りさせ，医療機関は保険診療拒否を行ったため，医療保険制度は事実上機能停止に陥った. 医療保険の機能回復のために診療報酬の安定的な支払いが必要不可欠となり，昭和23（1948）年に審査支払制度が設けられた.

国保保険者は，戦前からの組織である国民健康保険団体連合会（国保連）が審査支払部門を設け，ここに資金をプールした. 対して，被用者保険は保険者の共同出資によって特殊法人である社会保険診療報酬支払基金（支払基金）を設立し，資金をプールすることとした（図9-14）.

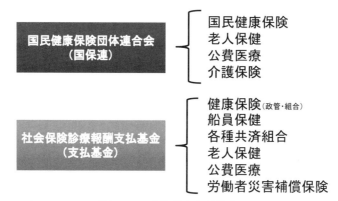

図9-14 支払基金と保険者

　審査支払機関が医療費審査を行う法的根拠は，業務委託契約により保険者の医療費審査権が委譲されていることにあると考えられる．すなわち国保法第45条第4項と健保法第76条第4項は「療養の給付は保険者が審査して給付する」として医療費審査権を保険者に帰属させているが，続く国保法第45条第5項では「国保保険者は審査を国保連または支払基金に委託することができる」とし，同様に健保法第76条第5項は「保険者は審査を支払基金に委託することができる」としている．各保険者は国保連または支払基金と審査支払に関する業務委託契約を締結し，契約により保険者は審査権を審査支払機関に委譲したと考えられる．

(2) 請求・審査・精算の流れ

　国保連，支払基金支部ともに管轄都道府県内に所在する医療機関からの請求を審査することとなっており，管轄区域外の医療機関からの請求は取り扱わない．また，42万点（420万円）を超える高額な請求は国保中央会（中央審査），支払基金本部（特別審査）が審査を行っている．一方，保険者への請求は，保険者の所在都道府県を管轄する国保連，または支払基金支部が行う．

　ただし，保険薬局における調剤報酬に関しては，平成19（2007）年1月10日付け厚生労働省保険局通知「健康保険組合における調剤の審査及び支払に関する事務の取扱いについて」に基づき，保険薬局が，健康保険組合に直接支払請求することができる制度が開始された（図9-15）．この「直接審査・支払制度」では，直接審査・支払に合意した保険薬局（レセネット加盟薬局）から健保組合に直接請求し，健保組合が請求内容を審査して直接支払う制度となっている．この制度を利用すると「社会保険診療報酬支払基金」に支払っていた事務手数料が軽減され，健保事業の充実を図ることができるとともに，直接審査・支払に合意した薬局は，ジェネリック医薬品推奨薬局として，丁寧に相談に応じることとなっている．

　審査支払機関に提出されたレセプトは，図9-16のような過程を経て精算が行われる．医療費審査には，審査支払機関が行う原審査と保険者・保険医療機関・保険薬局からの異議申立てに基づく再審査とがある．再審査についての法的規定はないが，行政不服審査法に準拠して審査支払機関が異議申し立てを受け付けている．

　原審査は，審査支払機関事務局が行う一次審査（事務共助）と，それに続く二次審査（委員会審査）の2段階方式で行われている．原審査を一次審査，再審査を二次審査と呼ぶこともあり，

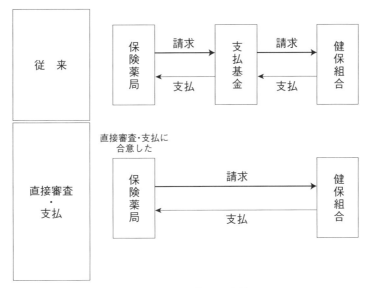

図9-15 レセネット支払

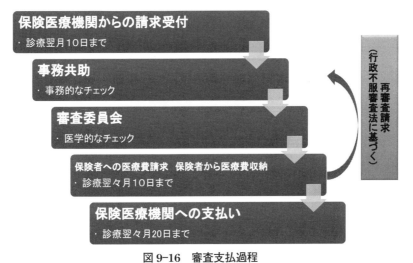

図9-16 審査支払過程

混同を避けるため一次審査を事務共助と言い，二次審査を委員会審査と称する．

事務共助においては所定点数の誤りや計算ミス，薬剤の適応外使用などを文字通り事務的にチェックし，不適切と判断される請求については「疑義付せん」を貼付して審査委員会へ回付する．事務共助においては，老人レセプトや入院レセプトついて入念なチェックが行われている（重点審査）．

審査委員会においては，事務共助レベルのチェックに加えて医学的判断を伴った審査が行われ，レセプト1件ごとに点数が決定される．審査委員会とその審査録は非公開であるため，外部から委員会審査の全容を知ることはできないが，審査の公正を期するため，審査委員会は保険者推薦・医療機関推薦・公益の三者構成とし，また複数の審査委員が同一レセプトの審査に当たっている．

委員会審査を終えたレセプトは，支払請求書とともに保険者に送付される．保険者はレセプトを再度チェックし（レセプト点検，確認事務ともいう），正当な請求と認めたものについては保険給付する旨の決定を行い，異議があるものについては再審査請求を行う．なお支払基金の調べでは再審査請求の98％程度が保険者からの請求となっている．

保険者は以下の4点からレセプトをチェックしている．

第1は「資格審査」である．資格審査とは，請求のあった診療年月において，当該患者が被保険者あるいは被扶養者の資格を有しているかどうかの確認である（老人保健対象者については住民登録の有無をチェック）．

第2のポイントは「縦覧点検」である．これは，同一患者の数か月分のレセプトを時系列的に観察することであるが，これにより症状の変化が若干なりとも読み取れることから，不必要な治療などを指摘することができる．

資格確認は被保険者台帳を持つ保険者のみが可能で，縦覧点検もレセプトの最終保管者である保険者だけが可能なチェックである．したがって，以下の「事務上の審査」と「診療内容に関する審査」の2点が審査支払機関の主たるチェックになる．

第3は「事務上の審査」である．これは診療行為別の公定点数と医薬品銘柄別の公定価格についてのチェックと縦計．横計の検算であるが，審査支払機関における事務共助の再チェックである．

第4は，「診療内容に関する審査」である．医学的見地あるいは料金表の解釈についてのチェックであるが，医学的見地からのチェックは顧問医を置いた少数の保険者からのもので，多くは点数表と薬価基準の解釈に関するチェックであると推測される．

電気，ガス，水道などの料金表は誠にわかりやすいものであるから，読者諸氏には料金表の解釈に関する異議申立てが存在することを理解しがたいのではないかと思う．具体例は割愛するが，点数表と薬価基準にはかなり曖昧な表現があり，解釈をめぐる異議申し立てが多い．

(3) 今後の課題

終戦直後の日本が審査支払制度を設けた最大の理由は，医師に支払う報酬を確保することであった．そして，制度創設当初は保険者からの報酬収納率が低く，制度の必要性が十分裏付けられる状態が続いた．その後，高度経済成長とともに報酬収納率が向上し，現在では未納ゼロといっても過言ではなくなった．これは，支払基金法第1条に掲げる「迅速な支払」が達成されたことを意味し，審査支払制度の歴史的悪銭が消滅したともいえる．ところが海外に目を向けると，欧州諸国や韓国では第三者機関が医療費審査を実施しており，制度廃止はやや性急に過ぎるようである．

制度を妥当とする理由は，海外にも類似制度があるからということではなく，医療費精算事務の効率化に貢献しているからである．保険医療検関は12万余，保険者は6千弱あり，このような状況で直接精算に切り替えたら，レセプト郵送料，支払手数料等々のコストが増えると予測される．支払基金・国保連が手形交換所的機能を持っているために事務コストを抑制している．

仮に審査支払制度を廃止すると，保険者が健保法の規定どおり支払額を決定することになるが，これを保険医療機関が不服とした場合は，当事者間の交渉に委ねられ，交渉が決裂した場合は，

民事訴訟以外に解決の方法はなくなる．わずかな金額をめぐって民事訴訟が多発するのは決して好ましくなく，審査支払機関の係争調停機能を温存させるのが得策である．

参 考 文 献
1) 消費者庁，「原価の範囲・水準の適正性」に関する論点

第10章

世界の医療保障制度

● 海外旅行へ行くって怖〜い!?

　新人薬剤師Aくんは，夏休みを利用してオーランドにあるディズニーワールドへ遊びに行く予定を立てていました．ある日，先輩薬剤師のOさんに，「夏休みにディズニーワールドに遊びに行こうと思うんです．Oさんも行ったことあんですよねぇ？何かお薦めはありますか？」と聞きました．するとOさんは，「必ず旅行保険に入って行ったほうがいいよ．僕は，向こうで（アメリカで）ケガをして，治療費でえらい目にあったから！」とのことでした．Aくんには，「えらい目」の意味が全くわからなかったので，「えらい目ってどういうことですか？何があったんですか？」と聞き返しました．Oさんは，「Aくんシッコっていう映画見たことない？アメリカの医療費ってめっちゃ高いんだぜ！」と返ってきました．Aくんは，シッコも見たことがないし，アメリカの医療システムについてもちんぷんかんぷんだったので，Aくんピンチ！

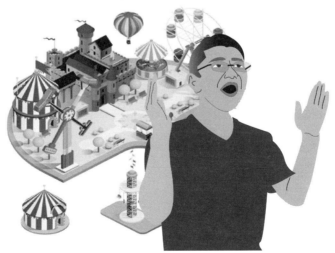

124

　日本の医療制度は第2章2-4で示したとおり，自由開業とフリーアクセスを基本とした医療供給体制と，社会保険方式による医療保障の組み合わせである．海外には，様々な制度があるので，ここでは，代表的な社会保険方式，税方式，民間保険方式について紹介することとする．

10-1　社会保険方式

　社会保険方式は，フランス，ドイツなどヨーロッパ諸国で広く行われており，広義においては日本の国民皆保険制度もこの方式に分類される．保険料により医療費が賄われている点においては各国共通であるが，給付内容と給付方法がそれぞれ異なる．日本のシステムが，他の国々と明らかに異なるところは，自由開業が認められており診療所と病院の機能が明確に区分されていないところである．さらに，医薬分業に関して，日本は大変後進国であるといえる．ドイツでは，薬剤師は処方箋に記載された薬と成分が同じならば低価格のものを薬剤師の判断で出すことができる．

　また保険料は労使折半で負担する形をとっているが，ヨーロッパ各国では所得に対する保険料率が13％程度と高いのに対して，日本では8.2％程度と低くなっている．これは，日本のシステムにおいては，保険料で賄いきれない医療費に関しては公的資金がつぎ込まれている結果による．

　ドイツは皆保険が達成されていると紹介されるが，実際のところは，高額所得者は任意加入となっており，保険加入率は約90％と言われている．また，ドイツの医療保険は労使代表による自治組織が運営しており，一部の政府直営・自治体公営の保険を除き，公的資金は投入されない．給付は，被保険者・被扶養者を問わず医療サービスの現物給付による100％給付が行われており，出産休業中の所得保障，メガネ，治療装具なども給付対象に含まれている．さらにドイツの薬価制度はヤードスティック方式に似た参照価格制（reference price）を採用しており，医薬品を主成分，薬理作用，薬効等の薬学的観点からグループ化し，同一グループには同一の保険給付価格を設定するようになっている．たとえば，H_2ブロッカーを例にしてみると，シメチジン200 mg（20.7円），ファモチジン20 mg（49.3円），ラニチジン150 mg（40.6円）となっており，給付金額が40.6円と定められた場合，シメチジンを使用すれば40.6 − 20.7 ＝ 19.9円が薬局の儲けとなり，ラニチジンを使用すると給付額と薬価はイコールとなり，ファモチジンを使用すると49.3 − 40.6 ＝ 8.7円の患者自己負担となるものである（図10-1）．日本でもこの参照価格導入が検討されたが，頓挫した経緯がある．

　フランスでは，疾病保険型の医療保険が運用されており，医療費はいったん患者が全額医療機関に支払い，その後，治療内容，使用医薬品によって定められた償還率に従い，医療費が保険より患者に支払われる形をとっている．この償還払い方式により医療へのアクセスが制限されるため，医療費抑制効果があると考えられている．また，治療内容，使用医薬品により償還率に差が設けられているのは，医療へのアクセスの公平性を重視したものである．たとえば，償還率が一定であれば，治療費の安い疾患の患者は少ない自己負担なので受診しやすくなるが，他方，治療費が高い疾患の患者は自己負担が大きくなり受診しにくくなってしまう．このように償還率が一定であると，医療へのアクセスの不平等が生まれるため，治療費が高い疾患の償還率を高くする

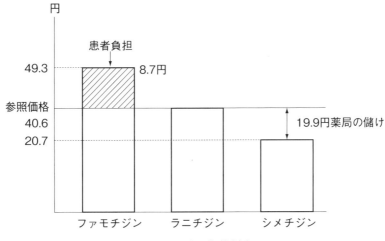

図 10-1 参照価格制度

ことにより自己負担する医療費を抑え，医療へのアクセスの平等性を保っているのである．また，診療報酬や薬価の決定は，保険者団体と診療者団体の交渉によって定められている．このような報酬金交渉が可能なのは，医療保険の運営に国がほとんど介入しておらず，保険者が診療側と対抗しうるほどに強大な力を有しているためである．また，フランスにおいても医療費抑制は大きな課題となっているため，政府は，2004年8月よりイギリスのゲート・キーパー制度を手本とした「かかりつけ医制度」を制定し，患者のドクターショッピング，これに起因する重複処方・検査をコントロールする事に成功した．この結果，重複受診・検査・処方の削減と，かかりつけ医および紹介先の専門医による医療の適正標準化の総合効果によって，2006年からの3年間で，10億750万ユーロの節約成功が達成されたと発表されている（1ユーロ＝117円）．

10-2 税方式

税方式は，イギリスやスウェーデンで行われており，税金により医療費が負担されている．

第二次大戦前のイギリスは，社会保険方式による医療保障制度をとっていたが，戦後改革で国民保健サービス方式（NHS方式）に移行した．イギリスの医療供給体制の下では，すべての病院は，保険当局の管理下にあり予算分配を受けて運営する公的施設である．病院と診療所の機能分化は厳密に行われており，診療所は家庭医（通称GP，GP = general practitioner）により運営されており，患者は家庭医として登録したGPに初診を受けた後，必要に応じて病院を受診するようになっており，病院はGPの紹介状のない患者を受け入れないようになっている．NHS創生当初，GPは国による指定制となっていたが，医療の質の低下を防止するなどの狙いにより1990年代以降は患者による選択制に移行している．

NHSによる医療供給体制は，当初，保険社会保障省が需要と供給を一括管理していたが，あまりにも非効率的であったため，サッチャー政権以降（1979年），市場原理導入や病院の削減が行われるなどのNHS改革が行われたが，その結果医療の荒廃を招いた．1990年代以降は，サッ

チャー政権により行われた，行き過ぎた改革が是正されている．イギリスの給付方式は，一定基準によって積算された予算が病院と家庭医へ配分される公費と患者の医療サービス需給に対する定額払いとなっている．薬やメガネを除いて10割給付であり，患者一部負担金はない．ただし，薬代には一部負担金があり，薬1種類につき6.5英ポンドを支払う．家庭医（GP）予算は，そのGPに登録されている住民数に住民1人当たり単価を乗じた額が国から配分される．予算に過不足が生じても追加返納は行われない．登録住民が入院した場合，GPは配分された予算の中から医療費を病院に支払うこととなる．このように，GPは登録住民の医療費を国から配分された予算から支払うため，登録住民の入院発生を極力抑えるために住民の健康管理に日常的に取り組むようになり，収益を得るためにサービスの効率化を行うようになる．この結果，国によるGP指定制度の下では粗診粗療が危惧されるが，現在のようにGPを患者が自由に選択できるようになったことから登録住民獲得競争が生じサービスの向上につながっている．

10-3　民間保険型

米国には，全国民を対象とした公的医療保険は存在せず，民間保険会社の医療保険により医療費が賄われている．公的医療保険制度として，高齢者および障害者に対するメディケア，および低所得者に対する公的扶助のメディケイドがある．現役世代の医療保障は民間医療保険を中心に行われており，企業の福利厚生の一環として事業主の負担で団体加入する場合が多い．国民医療費は対GDP比で13.9%（2001年）でOECDの他の国々と比較して最も高い．現役世代の多くは，雇用主を通じて民間の医療保険に加入しているが，いかなる医療保険の適用も受けていない国民が約4,500万人（2003年）に達し（人口の15.6%），大きな問題となっている．これまで何度も公的医療保険制度構想があったが頓挫してきたが，2009年オバマ大統領により，すべての国民が何らかの医療保険に入ることが義務付けられ，現在その改革が進行中である．医療保険制度改革では，10年間で9,400億ドル（約85兆円）を支出する．3,200万人の保険未加入者を救済し，加入率を95%に拡大するとともに，全米に保険取引所を創設し，民間保険会社が保険プランを個人や中小企業などに発売する．さらに，一定の年収以下の無保険者に補助金を支給し，低所得者向けの医療扶助は年収基準を引き下げることとした．保険加入を原則義務化し，未加入者や保険提供しない一定従業員数以上の企業に罰金を課した．これらの財源は，高額保険や高所得者への増税などとした（表10-1）．

米国では民間保険会社の力が非常に強いため，保険会社と病院が提携した保険医療が展開されている．保険会社は低料金の病院と提携し，提携病院での受診については全額給付し，提携病院以外で受診した場合は給付を減額するなどの差別を設けているのである．この背景には，米国の医療費が極めて高いため，保険料を全額負担する雇用主（企業）に対して，保険会社が保険料を低額で抑えるために医療費抑制に努めるようになることが挙げられる．一方，病院側には，保険会社は医療費抑制を迫るうるさい存在であるが患者を送り込んでくれるという魅力がある．

第 10 章　世界の医療保障制度　**127**

表 10-1　オバマ大統領による医療保険制度改革

先行的に開始される改革事項
◆リスクの高い患者が保険に入れないことを回避することを目的とした基金を国が設置する.
◆従業員数 25 名以下の中小企業でなおかつ平均年間所得が 5 万ドル以下の企業は, 医療保険料コスト
　の 35％までを税額控除とする.

2014 年以降に開始される改革事項
◆年間所得 3 万ドル以下の家庭にメディケイド (低所得者層向けの医療保険) を提供する.
◆年間所得 3 万ドル以上, 8.8 万ドル以下の家庭に医療保険加入を義務付ける. ただし, 負担が大きく
　ならないように年間所得の 3％を越える部分は税額控除とする.
◆従業員 200 人以上を雇用する企業は全ての従業員に医療保険を提供することを義務付ける.

Column　　**医療保険制度改革法がもたらしたもの**

　オバマ大統領が推し進めてきた医療保険制度改革法が成立した 1 週間後, 米国研究製薬工業協会 (以下, PhRMA) は本改革法案に対する支持を表明するとともに, メディケア (高齢者や障害者に対する公的医療保険制度) に対するブランド医薬品の割引などにより, 今後 10 年間で 800 億ドルという多額の資金提供を約束した.

　PhRMA が考える本当の市場拡大の狙いは, おそらく同法に盛り込まれた「生物学的製剤の独占的販売期間の規定」にあり, 従来法律が定めていなかった生物学的製剤の独占的販売期間について, 低分子製剤の 6 年よりも長い 12 年が認められることとなった点であろう. これにより, バイオシミラー (後発生物製剤) に関する将来予測が可能になることから製薬企業の開発リスクが低減され, 結果的に開発が促進されることになる. 研究開発型の大手製薬企業にとってこのメリットは非常に大きく, 製薬企業の未来にとって明るい材料であり, 患者のアンメットニーズ (充足されていないニーズ) の観点からもゲノム創薬や個別化医療の発展につながるはずである.

　バイオ医薬品は複雑な構造であることから, 後続品は同一ではなく類似 (シミラー:同等/同質) かどうかで評価される. ソマトロピンのバイオシミラーは, 欧州連合では 2006 年に, 日本では 2009 年に承認された.

第11章

医療制度改革

● 医薬品の適正使用が医療費削減に役立つ？

　新人薬剤師Aくんは，新たに医療保障がついた民間年金保険に加入しました．このことを先輩薬剤師Oさんに話したところOさんは，「Aくん将来に不安を感じているんだ？いろいろ考えててえらいね」と言われました．Aくんは「そりゃそうですよ．公的年金なんて僕らの世代じゃあどうなるかわからないし，高齢者医療制度もどうなってるかわからないですもん」と答えました．するとOさんは，「じゃあ，Aくんは税と社会保障の一体改革とか，消費税増税のこととかよく知ってるんだよね？詳しく説明してよ！」と言われました．さあAくんピンチ，どう答えるのか？

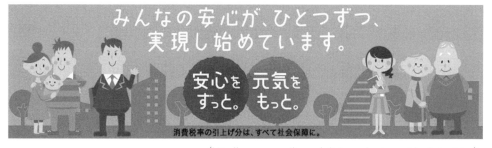

（http://www.gov-online.go.jp/tokusyu/syaho_archive/index.html）

11-1 医療保険制度の構造

　日本の公的医療保険制度は，世界保健機構（WHO）の2000年の調査によると，医療制度としての全般的目標達成率としては世界最高の評価を受け，効率性では世界10位と世界的に見て効率性が高いと評価されている[1]．その充実度は経済協力開発機構（OECD）の加盟国中でもトップレベルと言われており，医療費総額に対する公費負担率は80.3％であり，これはデンマークやスウェーデンなどとともに，最も高いグループに属している．

　日本の医療制度では，原則として全ての国民がいずれかの医療保険制度に加入する国民皆保険制度を採用している．国民皆保険制度は，被用者を対象とする政府管掌健康保険や組合管掌健康保険などの被用者保険制度と，自営業者や無職者等を対象とする国民健康保険制度の2本立ての体系を基本としており，こうした体系を前提として70歳（寝たきりの者等については65歳）以上の高齢者については，これを全国民で支える老人保健制度が設けられている（図11-1）．この日本の医療制度の根幹となっている国民皆保険制度は1961年に導入され，平均寿命の延長や新生児死亡率の低下などの成果をあげる基盤となった．ここで注目すべきは，国民皆保険制度が導入された1961年当時の時代背景である．当時は，55歳定年，平均寿命は概ね60歳代，出生率2.0前後というものであった．しかし，現在ではその社会構造が大きな変化を遂げた結果，医療現場や財政面での問題が噴出し，従来の延長線上のシステムでは解決できないところに至っている．したがって，今後もこの世界に冠たる日本の国民皆保険制度を継続するために抜本的な政策，制度の見直しが喫緊の課題となっている．

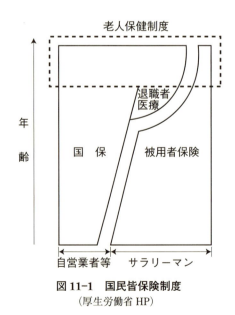

図11-1　国民皆保険制度
（厚生労働省HP）

---

1) World Health Organisation, World Health Staff（2000）Haden, Angela; Campanini, Barbara. eds. The world health report 2000 - Health systems: improving performance. Geneva, Switzerland：世界保健機関．

11-2 高齢者医療制度の見直し

わが国は世界のどの国も経験したことのない高齢社会を迎えており，高齢者の医療費は増加の一途をたどっている．ここでは，増加する高齢者の医療費を今後どのようにして公的医療制度で賄っていくかについて，現在検討されている制度についてみてみることとする．

高齢者医療制度の見直しについては，公費（税）と保険料との分担，被用者保険と国民健康保険との分担などに着目して，4つの案が提案されている．これらの案の考え方や問題点などを十分に踏まえて議論を深めることにより，高齢者医療の見直しについて，望ましい方策を見出していくことが必要である．

(1) 独立保険方式

すべての高齢者を対象として，被用者保険または国民健康保険から独立した高齢者医療保険制度を設ける．2008年4月にスタートした現行の高齢者医療制度（後期高齢者医療制度）は，75歳以上で区分した独立保険方式になっている（図11-2）．

この方式は独立した保険者を創設し，財政責任の明確化を図るとともに，給付と負担の関係についてわかりやすくする仕組みである．すべての高齢者を独立保険制度の対象とすることにより，共通のルールのもとに応分の保険料負担を求めるものである．

しかし，この方法では，高齢者を分離することにより保険の原理が成り立たなくなり，若年者の支援か，多額の公費が必要となる．公費の財源案が非常に問題となる．また，被扶養者であった高齢者から新たに保険料を徴収することに対する理解を得ることができず，これがこの方式の最大の問題点として取り扱われている．

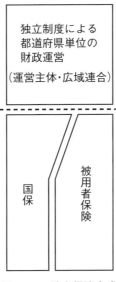

図11-2 独立保険方式
（厚生労働省HP）

(2) 突き抜け方式

　被用者保険OBを対象とする新たな保険者を創設し，その医療費を被用者保険グループ全体で支える仕組みを設ける（図11-3）．

　この方式は，被用者OBを対象とする新たな保険者の創設により，被用者が退職後，市町村国保に移行しないようにし，市町村国保に高齢者が集中しない仕組みを構築することが狙いである．被用者OBの高齢者の医療費負担について同じ被用者グループ内の助け合いとすることで，若年被用者の理解が得られやすくなる利点がある．

　しかし，被用者保険グループだけで連携するという考え方は，高齢者の医療費を国民全体で支えるという現行の理念よりも後退するとの考え方もある．また，被用者OBのみを新たな保険者に加入させるだけでは市町村国保に高齢者が偏在する構造は正しきれず，市町村国保の負担が増えることから公平性に欠けると考えられる．さらに，地域において高齢者の医療と保健を一体的に実施していくという視点が失われ，特に老人医療に対する地方公共団体の役割・責任を求めることが困難となると考えられる．

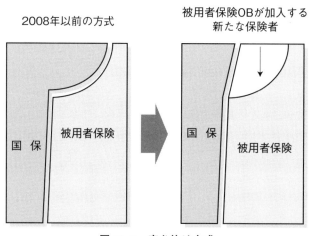

図11-3　突き抜け方式
（厚生労働省HP）

(3) 年齢リスク構造調整方式

　2008年以前のシステムの保険者を前提とし，保険者の責によらない加入者の年齢構成の違いによって生じる各保険者の医療費支出の総額を調整し，保険者間の負担の不均衡を調整する方式である（図11-4）．

　この方法は，個別保険者の努力では回避できない加入者の年齢構成の相違による負担の不均衡を是正するものである．そして，各保険者の医療費適正化の取り組みなど保険者機能を維持しつつ，拠出金・交付金の仕組みを通じて負担の公平化を図るものである．

　しかし，拠出金による保険財政の圧迫が問題として指摘されている中で，財政統制の範囲を全年齢に拡大することは問題の解決にはならないとの議論がある．また，国保グループと被用者保険グループでは，所得形態等が大きく異なるので，これらのグループ間で全年齢にわたる負担調

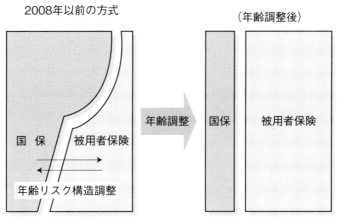

図 11-4　年齢リスク構造調整方式
(厚生労働省 HP)

整を行うことは，実質的な負担増となる被用者保険の加入者の納得を得ることができないものと考えられる．さらに，突き抜け方式同様に地方公共団体の役割責任を求めることが困難となると考えられる．

(4) 一本化方式

現行の医療保険制度を一本化し，被用者保険か否か，高齢者か若年者かで区別せず，すべてのものを対象とする新たな医療保険制度を設ける（図 11-5）．

この方式は，給付と負担の両面で公平性を図り，各保険者の努力で回避できない所得格差や年齢格差等を含め，被用者保険と国保の制度間格差を是正することができる．

しかし，5千を超える保険者の存在や，大きく被用者保険・国保に2分されている制度体系を前提として，財政方式を含めどのような手順で実現を図っていくのかが最大の問題点である．また，保険者の単位をどうするのか，保険者を単一とすると保険者機能が発揮できるのかなど予測不可能な問題もある．制度の変更点が多く根本的問題を含んでいるために，長期構想を必要とするため，将来的な一提案としてのみ取り扱われる方法といえる．

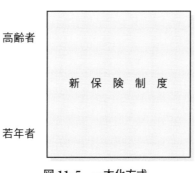

図 11-5　一本化方式
(厚生労働省 HP)

11-3 税と社会保障の一体改革

2008年4月にスタートした後期高齢者医療制度は，高齢者を75歳以上という年齢で一律に線引きし，保険証も異なる別建ての制度に加入させるなど，「年齢差別」といった批判が強いことから，高齢者医療制度を廃止し，75歳以上の被保険者も現役世代と同様に国保か被用者保険に加入することを前提とし，公費・現役世代・高齢者の負担割合の明確化を行うとともに，都道府県単位の財政運営といった後期高齢者医療制度の利点をできる限り維持したよりよい制度の構築が行われているので紹介する（図11-6）.

新高齢者医療制度では，加入する制度を年齢で区分することなく，被用者である高齢者や被扶養者は被用者保険に，被用者保険加入者以外の高齢者は国保に，それぞれ現役世代と同じ制度に加入するものとしている．このように，高齢者も現役世代と同じ制度に加入することにより，年齢による差別と受け止められている点を解消する．また，世帯によっては，保険料・高額療養費等の面でメリットが生じる．さらに，低所得者の加入が多く，年齢構成も高いなどの構造的問題を抱える国保については，財政基盤強化策や収納率向上に向けた取り組みに加えて，今後のさらなる少子高齢化の進展を踏まえて，保険財政の安定化，市町村間の保険料負担の公平化などの観点から，国保の財政運営の都道府県単位化を推進する必要がある．

医療費抑制策について支出部分のみの改革を行って，医療費を抑制するのも限度がある．すでに述べているように，日本の医療費は世界的に見ても非常に安上がりである．

また，高度経済成長時に贅沢な医療保険給付を行うことができたのは，医療費増加に見合うだけの税収があったからであり，経済の低成長時代に見合った税収体系を確立して，社会保障全体を支えていく必要がある（図11-7）.

人口構成の変化が国民皆保険の維持を難しくする最大の要因であるので，少子化対策を早急に行い労働人口減少に歯止めをかけるか，思い切って米国のように多くの移民を受け入れ労働人口を確保する必要があるかもしれない（図11-8）.

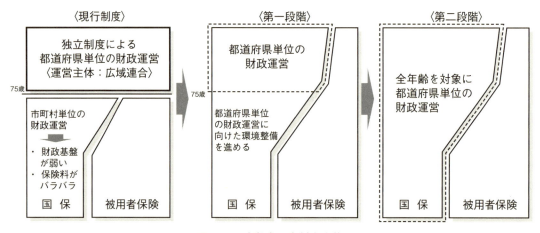

図11-6 高齢者医療制度改革
（厚生労働省HP）

第11章　医療制度改革　135

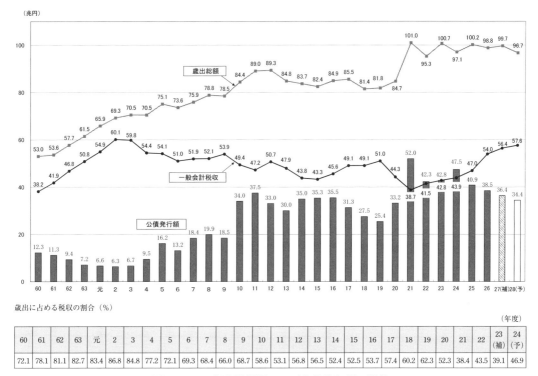

図11-7　一般会計総額および公債発行額の推移
（財務省HP）

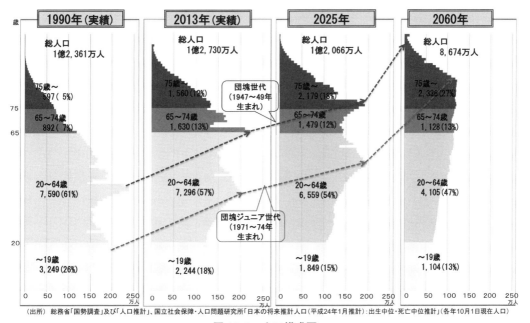

図11-8　人口構成図
（厚生労働省HP）

Column 疾病予防のあり方

　昨今問題になった子宮頸がんワクチンの接種やメタボ検診，禁煙活動など疾病予防の取り組みは，医療費削減の急先鋒として積極的に取り組まれている．しかし，実際に疾病予防は医療費削減，社会保障費削減に貢献しているのだろうか？

　疾病予防は，疾患の初期発生を予防する1次予防，すでに危険因子，または症状発現前疾患が発生しているものの，臨床的には明確になっていない無症状の患者を早期発見し治療する2次予防，疾患の診断が確定した後に予想される疾患の進行・憎悪を軽減ないし遅らせる3次予防の3つに分類される．Tarnmy O. Tengs らの疾病予防の費用−効果分析（CEA）に関する研究[1]によると，1人の人間の寿命を1年延長するために必要なコストは，1次予防が約64万円，2次予防が約296万円，3次予防が約283万円で，Kaplanらの提唱する基準[2]に従うと1次予防以外は，医療費抑制効果はほとんど期待できないのが実情である．

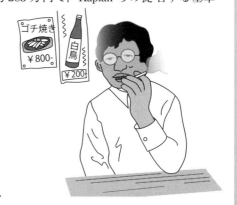

　また，たばこ税増税に代表される禁煙の啓蒙はどうかというと，短期的には，肺がん患者が減り医療費抑制効果がある．しかし，本来肺がんで死亡していた人たちが高齢者として年金を受給するため，国の財政負担はより重くなるとの研究結果が提唱されている．[1,3,4] このように疾病予防が一概に医療費抑制に寄与するとは言い難いのである．

1) Tengs TO., Adams ME, Pliskin JS, Safran DG, Siegel JE, Weinstein MC, Graham JD. (1995) Five-hundred life-saving interventions and their cost-effectiveness. *Risk Anal*., 15 (3), 369-90
2) 池田俊也（2001）薬剤疫学, 6, 50-68
3) Guide to Clinical Preventive Services, 2nd edition Report of the U. S. Preventive Services Task Force US Preventive Services Task Force (1996) Washington (DC)：US Department of Health and Human Services
4) Stone PW., Teutsch S., Chapman RH., Bell C., Goldie SJ., Neumann PJ. (2000) Cost-utility analyses of clinical preventive services: published ratios, 1976-1997. *Am. J. Prev. Med*., 19 (1), 15-23

第12章

病院・薬局経営で薬剤師にできること

● 薬剤師の雇用は安定している？

　新人薬剤師Aくんは，昼食の休憩のときに春闘の労使交渉に関するニュースを見ながら先輩薬剤師Oさんに「僕たちってこんな賃金闘争もないし，とにかく患者さんに薬を渡して，薬を適正に使ってもらってさえいれば，雇用主である病院からとやかく言われないんでよかったですよねぇ」と言ったところ，Oさんは，「Aくんほんとに薬の適正使用だけしてたら，病院の利益になるから，何にも言われないって思ってるの？それって，めっちゃ，ヤバい認識だと思うよ」と言われました．さあ，Aくん，どう答えるか…．Aくんピンチ！

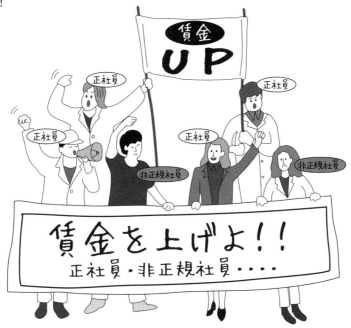

2008年9月の米国におけるリーマンブラザーズの破綻をきっかけとして，全世界に金融危機の波が押し寄せた．これは，日本における1980年代後半のバブル景気，引き続き起こったバブル崩壊と酷似しているが，金融システムの複雑化やグローバル化が世界経済に経験したことの無い悪影響を及ぼした．日本においても，経済の牽引役であった自動車産業や電気産業が大きな打撃を受け，雇用問題も顕在化した．

　では医療産業は現在どのような状況にあるのか？医療においては，医師や看護師の不足から病院の閉鎖や縮小，経営の悪化等が社会問題となっている．特に長年地域医療の重要な部分を担ってきた自治体立病院の多くが，医療の質のレベル，経営の両面から深刻な危機に陥っている．また大都市圏においても，周産期医療や救急医療における受け入れ態勢の不備が表面化している．これは，平成14（2002）年4月に行われた診療報酬のマイナス改定は国民皆保険制度発足以来初めてであり，その後も2006年には3.16％のマイナス改定が行われるなど，医療費抑制政策により，多くの病院の経営が危機的な状況になった結果である．全国公私立病院連盟と日本病院会が2006年6月に実施した調査によると，1か月分の総収益から総費用を引いた額がマイナスとなったいわゆる"赤字"の病院は72.8％であり[1]，厚生労働省による医療施設動態調査[2]の結果，病院の施設数，病床数は大幅に減少したことが明らかとなっている．さらに，帝国データバンクの調査[3]によると，歯科医院や診療所を含む医療機関の倒産は1990年以降522件発生しており，その後も2002年には年間47件，2004年にも49件と倒産件数が高水準で推移している．

　一方保険薬局に目を向けてみると，1990年代から国が強力に推し進めた医薬分業の進展により，既存の薬局が調剤への進出をするのとともに，いわゆる調剤専門薬局が急増した．しかし，人口1億2,000万人に対し約5万軒という薬局の数は，世界的にも類を見ないほど薬局過剰状態であり，医療費抑制の様々な制度改正が，薬局を選別する方向に働いており，その淘汰はすでに始まっている．こうした状況のなか薬局の生き残りを左右する条件は，やはり患者ニーズへの対応力を強化することができるかどうかであり，その1つとして処方箋応需についていえば，十分なコスト管理の下，2,000品目以上の医薬品を備蓄して，後発品への切り替えも含めてその場で対応できる体制を確立することが必要であると考える．

　前述のごとく医療施設の経営環境は非常に厳しくなってきており，職員一人ひとりが自施設の運営に参加し，コスト意識を保つことは極めて重要である．ここで，医療施設におけるコスト削減を考える場合，第3章で投入構造についてみた結果からもわかるとおり医薬品に焦点を当ててコスト管理をすることは非常に重要な課題である．そして，薬の専門家である薬剤師が，この医薬品のコスト管理で負う役割は非常に大きい．そこで，本章では薬剤師が薬局経営や病院経営で果たすべき役割とそのために必要な知識について述べることとする．

---

1) 全国公私立病院連盟，社団法人日本病院会：平成18年　病院運営実態調査の概要
2) 厚生労働省「医療施設動態調査」
3) 帝国データバンク，http://www.tdb.co.jp/report/watching/press/p041002.html　http://www.tdb.co.jp/report/watching/press/p050702.html，（2014.3.10アクセス）

12-1　財務諸表における医薬品の位置づけ

　これまでの医療機関の経営は，人件費，材料費などの経費は総収入により総経費が賄われるという考え方が長らく続いてきた．しかし，前述のごとく医療費抑制のための診療報酬の減額などに伴い，医療機関の経営環境が悪化したため，部門別（診療科，外来，病棟，薬剤部など）に原価計算が実施され，各部門が関係する診療報酬により経費が賄われるべきであるとの考え方が主流となった．ここでお金の流れを明確にするために，財務諸表の位置づけは非常に重要なものとなった（図12-1）．

　財務諸表（financial statement：F. S.）とは，大きく分けて貸借対照表・損益計算書・キャッシュフロー計算書の3つの決算書からなる．これら3つの財務諸表を総称して，財務三表と言う．財務諸表は，企業活動によって資金をどこから獲得して，どのように使っているか，どのくらいの利益を上げているかといった財務内容を，外部の利害関係者へ報告するために作成される計算書類である．これにより，一定期間における経営成績と一定時点における財政状態などが一目でわかるものである．

　ここでは，財務三表のうち損益計算書（profit and loss statement：P. L.）と貸借対照表（balance sheet：B. S.）について理解を深めることとする．

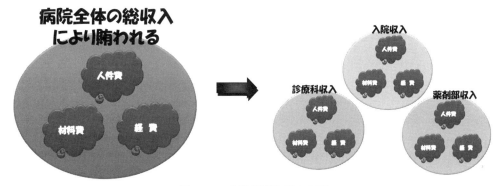

図12-1　病院経営管理の変遷

12-1-1　損益計算書（profit and loss statement：P. L.）

　損益計算書とは，一言で言うと企業が一定期間でいくら稼いだかを確認するための書類である．医薬品の保険請求額（薬価）である医業収入と医業収入の材料費となる医薬品の購入額などからなり，ある期間における医療機関の経営成績（もうけ具合）を表すものとなる．この計算書の値がマイナスということは，収入より支出の方が多いことになり，赤字ということになりその医療機関は利益を上げることができていないことになる（図12-2）．

　薬局の原価について費用と利益に分けてみてみることにする．まず費用として，薬剤師の給料として人件費が発生する．次いで，医薬品の購入費，医療材料費などの材料費が発生する．そして最後に，調剤機器，薬剤管理システムの保守などにかかる減価償却費などがある．一方，利益

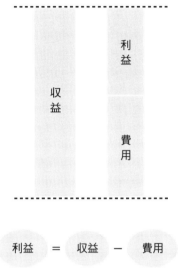

図 12-2 損益計算書

は医薬品の保険請求額により得られる薬価差益と調剤料や薬剤管理指導料などが挙げられる．ここで，薬価差益については薬局独自の利益と見ることは困難であり，処方医あっての利益であることを忘れてはいけない．

医療機関の経営管理においては，医業費用の分析が不可欠であり，医業収益対材料比率が1つの指標になる．医薬品に限定すれば医業収益に対して約20%前後が1つの目安となる．

12-1-2 貸借対照表（balance sheet：B. S.）

貸借対照表とは，会社が事業資金をどうやって集めて，どのような形で保有しているかを表すものである．"資産"，"負債（借金）"，"資本（自己資金）"の3つに分けられ，事業資金をどうやって集めたかを，負債・資本で表し，どのような形で保有しているかを資産で表わす．よって，『資産＝負債＋資本』の関係が成り立っており，ある時点でその会社を金銭に換算するといくら

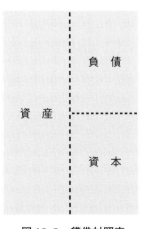

図 12-3 貸借対照表

になるかを確認することができる（図12-3）．

貸借対照表において医薬品在庫金額は流動資産として取り扱われ，医薬品購入のための未払い債務は流動負債（買掛金）として計上される．買掛金とは納入した商品の代金決済を後日行う取引（掛取引）による支払義務のある代金のことである．

12-1-3 医薬品の資産価値と財務

医薬品の価格は，内服薬を例にとると，狭心症や虚血性脳血管障害などで用いられる血小板凝集抑制剤であるバイアスピリン®の1,000錠5,600円程度（1錠5.60円）のものから，慢性骨髄性白血病の治療に用いられるスプリセル®（50）の10錠92,140円（1錠9,214円）に至るまで様々であるが，多くの医薬品は一般に高価である．注射薬を見てみると，血栓溶解剤であるアクチバシン®2400万単位においては，1本がなんと210,434円もするものがある．

一般に特定機能病院のような総合病院は2千数百品目の医薬品を採用しており，一方，不特定多数の医療機関からの処方箋を欠品なく調剤することができるような保険薬局は千数百品目の医薬品を採用している．これらの病院や保険薬局は，患者のニーズに応えるために採用医薬品を在庫備蓄しておく必要があるため，これらの施設における貸借対照表上の医薬品の流動資産としての資産価値は非常に大きい．しかし，購入した医薬品は，使用されなければ資産の凍結を意味する．そして，使用期限切れに伴う廃棄や破損などにより価値が失われた場合，施設の資産の損失を意味する（図12-4）．さらに，使用されている品目においても，その使用量に対して著しく在庫量が多い場合は，棚卸資産（不良在庫）の増加を意味し，不要な経費の増加を意味する．また，在庫医薬品の薬価が薬価改定により下がれば，資産としての価値も下がるが，それ以上に問題なのが，当初見込まれた利益の回収ができなくなってしまうことである．

すでに何度も述べたとおり，薬価差益の減少，消費税の導入・増税により，医薬品による利益率は低下し，場合によっては逆ザヤとなる場合もありうる．したがって，医薬品の管理は，大きな薬価差益が見込まれた時代の投資的な対象から経費節減のためのコストダウン対象へとその取り扱いが大きく変わったのである．適正な在庫管理は，在庫への投下資金の節減により資金の効率的な運用につながるとともに，確実な利益確保につながるので，医薬品を取り扱う薬剤師の経

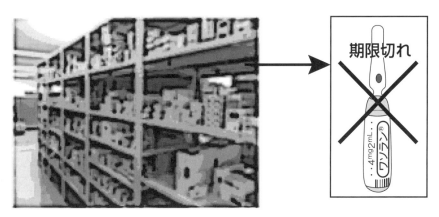

図 12-4　医薬品の資産価値

営における責務は非常に大きい.

12-1-4　医薬品管理業務における統計資料作成の重要性

(1) 適正な在庫管理業務の指標

　財務諸表より得られる医薬品費関連の情報は，医薬品に伴うお金の流れを見る上では優れているが，施設の立地や診療科など様々な条件を加味した医薬品使用実態を把握する上では極めて限られた情報のみしか得ることができない.　したがって，財務諸表から医薬品の採用などに関する問題点の解析や将来的な使用料の変化などに関する予測を行うことは非常に困難である.

　そこで現在，多くの医療機関では財務諸表に代わる医薬品関連データベースが経営管理に利用されており，経営分析システムが盛んに行われている.　たとえば，診療科情報を加味した医事部門（レセプト）データは，医薬品の採用や取り消しの根拠となる情報となるとともに，診療科構成にふさわしい医薬品の使用が行われているかを確認する上でも重要な情報として取り扱われている.　また，医薬品の使用量の変化をリアルタイムで確認できるSPD（物流管理システム）データは，在庫回転率，在庫率，死在庫品（デッドストック）率算出に威力を発揮しており，それらの情報は適正在庫の決定において非常に役立っている（図12-5）.

$$在庫回転率＝\frac{同期間中の出庫総金額}{一定期間中の平均在庫金額}$$

$$在庫率＝\frac{年度末在庫金額}{月間平均消費金額}$$

$$死在庫品（デッドストック）率＝\frac{不用品在庫金額}{在庫金額}×100\%$$

図12-5　医薬品の物流データ

(2) ABC分析

　ここでは，現在医薬品在庫管理で頻繁に行われているABC分析について触れておくこととする.　ABC分析とは「重点分析」とも呼ばれ，在庫管理など原材料，製品（商品）等の管理に使われる手法である.　在庫の資産としての価値などの評価（重要度）別に段階的な管理手順を適用する方法である.

　何千とある医薬品を管理運用する上で，管理工数的にも資産運用上にもより効率的に管理するために医薬品をそれぞれの薬価や使用量の違いによりクラス分けし，それぞれに異なった管理手順を適用する.　その際考慮するのは薬価単独ではなく，薬価×使用量の金額も考慮する.　言い換えると高額の物でもほとんど動きがないものより，低価格でも大量に動く医療品の方が重要度が高いということである.　薬価×使用量の金額を大きい方から並べていくと最初の10〜20％の点数で所要金額の80〜90％を占める.　逆に金額の低い方は点数こそ多いがその総金額が全体に占める割合はわずかである.

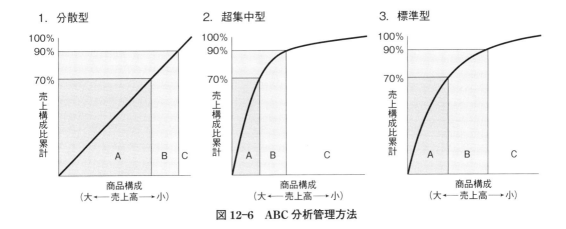

図12-6 ABC分析管理方法

クラスの分割には決まったしきい値はないがおおむね, A：10%, B：20%, C：70%のような割合で分類される（これは, A：重要管理品目, B：中程度管理品目, C：一般管理品目に仕分けをするための分類である）. 点数の少ないAクラスを重点的に分析管理することが, 対在庫金額効果が高い. またABCの3クラスをより拡張し最重要度をAAA, AA, Aと細かく仕分けしたり, 重要度の低い方をD, E, Fと追加して区分し, より細かく管理運用手順を設定することもできる.

・Aグループ→非常に高価で厳密な管理を必要とする薬品
・Bグループ→比較的高価な薬品
・Cグループ→廉価であるのでなるべく手間をかけない薬品

ABC分析により, 各施設の採用医薬品構成を見てみると図12-6のグラフのように, 分散型, 超集中型, 標準型などに分類することができ, この結果をもとに採用品目の変更や施設の将来的経営方針の決定をすることも可能となる.

12-1-5 医薬品管理業務における統計資料の活用

ここでは薬局が行っている薬品管理データを利用した資料作成と活用方法について述べることとする. 医薬品の管理は薬剤部（薬局）でコンピューターにより行われるのが一般的で, これにより必要とする各種の帳票も購入, 在庫, 供給, 使用管理別に随時出力が可能となっている. しかし, 一定期間（1年程度）での実態把握や問題点の抽出・解析に適している半面, 帳票の種類が非常に多様であるために医療機関の目的に合わせた帳票の選定が難しいといえる. 医薬品購入管理, 医薬品予算管理, 医薬品使用管理などの帳票から得られる情報は, 薬剤部（薬局）に限定されず, 病院管理や他部門への報告手段となるので, 報告対象（内容）に合わせて図表や数表を用いて視覚的に強く訴えるなど, 適切に加工する必要がある. また, 診療報酬の改定（薬価改定）や診療環境の変化, 新薬・ジェネリック医薬品の導入に伴う影響など, 経時的なモニタリングや比較検討を必要とする際のために, 情報の蓄積と合わせて一定間隔（月報, 年報など）で資料を作成する必要がある.

(1) 医薬品購入管理

医薬品使用に伴う保険請求額である薬価収入と医薬品購入額の月次推移をグラフ化し購入状況を視覚的に確認し，適正な医薬品購入を行うために用いられる．

医薬品費は変動費用であり，原則として医業活動（医業収益）の変動に比例して医薬品費も変動する．つまり，薬価収入と医薬品購入額を対比した場合，適正な購入管理がなされている場合，両者の変動はパラレルに変動する．一方，購入管理が十分なされていない場合，薬価収入に対して医薬品購入費が大きくなったり少なくなったりとばらつきが生じ，無駄な在庫を置くことになってしまう．なお，昨年度の月次推移と比較することも購入状況の変化を早期に把握するうえで有用である．

医薬品購入A（実線）は薬価収入とパラレルの動きをしており，適正な購入管理がされているが，医薬品購入B（破線）は薬価収入と比較して異なる変化をしており，購入管理体制を見直す必要がある（図12-7）．

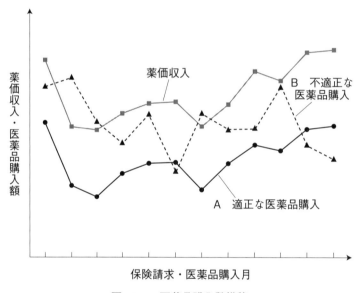

図12-7　医薬品購入数推移

(2) 医薬品予算管理

質の高い医療を提供するためには，画期的な新薬の採用や付加価値の高い医薬品を使用する必要がある．しかし，医療施設における薬剤購入予算は限られており際限なく医薬品を採用することは不可能である．したがって，薬剤購入額の増加を抑制するために，既採用品目の整理・統合やジェネリック医薬品の導入などの採用品目の再構成を図る必要がある．このように限られた薬剤購入予算の中で効率的な薬品購入ができるよう，医薬品予算管理が必要となる．

(3) 医薬品使用管理

医薬品の出庫実績(額)を経時的にモニタリングし，その背景を考察・検討し医療機関の経営管理にフィードバックする．図12-8にその一例を示す．

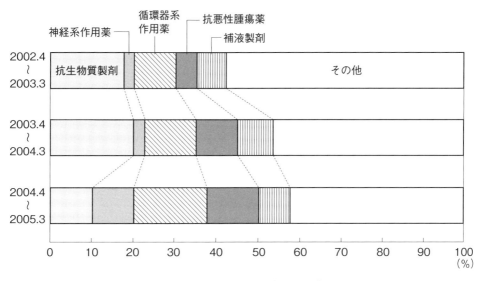

図 12-8　医薬品の出庫管理推移

① 抗生物質製剤：減少
　EBM を背景とした手術前後の予防投与の見直し，主要薬剤のジェネリック医薬品への切り替え
② 神経系作用薬：増加
　専門医の採用と診療科の新設
③ 循環器系作用薬：増加
　全患者疾患に占める循環器疾患の増加
④ 抗悪性腫瘍薬：増加
　化学療法の充実化，分子標的治療薬など新規高額医薬品を含むレジメン数の増加
⑤ 補液製剤：特異的変化なし

（湯本哲郎，他（加賀谷肇，赤瀬朋秀編）(2008) 新しい医薬品管理，p300，図7，じほう）

12-2　コストマネージメント

　前述のごとく医薬品に関するコスト削減は，医療機関の経営において喫緊の課題となってきている．この中で薬剤師の担う役割は非常に重要である．

12-2-1　価格交渉

　医薬品卸に対する医薬品の価格交渉は，薬剤師が関わっている部分とそれ以外の職種が関わっている部分に分けられる．同効薬の絞り込みなどの業務は薬剤師と医師の間で決定したり，薬事委員会などで最終的に決定される場合が多い．しかし，統計処理や IT 処理などは用度課などの他の部門で処理される場合が多い．
　ここでは医療機関として，価格交渉において何を指標とすべきか検討することとする．以下に，ポイントを挙げる．
① 診療方針に基づいた購入計画
　医薬品採用時に，診療科，処方箋応需医療機関の患者数や処方数を考慮して，計画を立てる．レセプトやオーダリングシステムなどを利用し，一定期間の医薬品の動きを調査し検討する．

② 使用実績

　医薬品の使用実績を一定期間調査し，季節的また年間の動向について検討を加える．

③ 年間購入量と現在在庫の動き

④ 銘柄，企画単位，包装単位

　上記 ① ～ ③ に基づいて的確な量に見合う企画包装単位を見直す．ウィークリーシートなど消費に見合う包装．なるべく月間使用量で端数を残さない包装単位のものを購入する．

⑤ 医薬品の絞り込み

　最も難しいポイントの1つである．同効薬の検討については，薬剤師が中心となり各課の使用料・回転数，各医薬品の値引きおよび規格の種類，治療的意義などを考慮したうえで銘柄を絞り込む必要がある．

⑥ 先発医薬品とジェネリック医薬品

　医薬品費抑制の観点からみるとジェネリック医薬品の採用は1つの手段としては非常に魅力的である．ここで，ジェネリック医薬品と先発医薬品の購入についてよく見てみることとする．ジェネリック医薬品は差益率が大きいが薬価が安いため実際の薬価差益は小さいが，在庫金額抑制には効果的である．一方，先発医薬品は薬価が高いため実質の薬価差益は大きくなるが，在庫金額も膨らんでしまう．したがって，いずれの医薬品をジェネリック医薬品とし，いずれの医薬品を先発品とするかが非常に重要な検討事項となる．

⑦ 発注業務の合理化，IT 化

　発注業務における理想は，「必要なものを必要な時に必要なだけ納入してもらう」という just in time and stockless である．このためにリアルタイムで在庫管理が可能となる，IT 化は管理業務において避けて通れない問題である．さらに，現在では SPD（supply processing & distribution）を導入する施設も現れている．

索　引

あ

アウトカム	78, 79
アベノミクス	9
粗付加価値投入	32, 37

い

一部負担金	14
一般会計	13
一般名収載	111
一本化方式	133
医薬品	53
医薬品一覧表（positive list）	111
医薬品医療機器総合機構（PMDA）	67
医薬品卸売会社	72
医薬品給付制度（PBS）	8
医薬品購入管理	144
医薬品使用管理	144
医薬品の開発	66
医薬品の承認	67
医薬品の特許	68
医薬品の流通	72
医薬品予算管理	144
医療機関	47
医療機関の機能未分化	23
医療技術の進歩と医療費	41
医療供給体制	22
医療サービス	55
医療サービスの生産要素	47
医療サービスの不確実性	58
医療従事者	47
医療費	14
医療費決定	107
医療費高騰の要因	40
医療費財源配分係数表	110
医療費増加要因	38
医療費の一次分配	15
医療費の二次分配	15
医療費負担	21
医療ファンド	61
医療法改正	51
医療保険	14, 23
医療保険制度	130
医療保険制度改革	126
医療保障制度	22
インセンティブ規制	106

う・え

後ろ向き研究	81
エンドポイント（endpoint）	80
ABC 分析	142
AJ 効果	104
NHS 方式	125

お

オーダリングシステム	5
オプジーボR	44

か

開業の自由	22
介護サービス費	14
価格交渉	145
価格弾力性	105
加重平均プラス一定幅方式	116
価値財	59
価値財としての医療	58
家庭医	125
加入者本人	14
カルテ	93
患者の医療機関選択の自由	22
患者立脚型アウトカム	80
環太平洋戦略的経済連携協定（TPP）	8

き

既収載医薬品の薬価算定方式	115
基準価格	112
機能未分化	23
逆 U 字カーブ説	41
逆選択	62
逆淘汰	63
キャッシュフロー計算書	139
急性心筋梗塞	95
共済組合	15

く

薬機法	70
薬九層倍	74
組合管掌健康保険	24

け

経済協力開発機構（OECD）	16, 18
経済的アウトカム	80
ゲート・キーパー制度	125
限界代替率（MRS）	46
限界費用	103
健康保険組合	15

こ

効果逓減説	42
効果と効能	80
後期高齢者医療制度	134
公共料金	102
公的医療保険制度	21
公的医療保障制度	20
後発医薬品	70
高付加価値型産業	31
高齢者医療制度の見直し	131
国内総生産（GDP）	16
国内総生産額	30
国民医療費	15, 20
国民医療費の動向	19
国民皆保険制度	23, 130
国民健康保険（国保）	21, 25
国民健康保険課	15
国民健康保険団体連合会（国保連）	117
国民健康保険法	23
国民健康保険法案	60
国民保健サービス方式	125
互酬	12
コストマネージメント	145
国家公務員共済組合	24
コミュニケーション能力	4
雇用誘発係数	37
混合診療	108

さ

財	12
在庫管理	141
在庫管理業務の指標	142
最終消費需要	31
再配分	12
財務諸表（F. S.）	139
財務三表	139
サービス	12
サブプライムローン	7
差別料金制	105

148 索　引

サロゲートエンドポイント　　80
産業連関分析　　29
産出　　31
参照価格制（reference price）　　124

し

ジェネリック医薬品　68, 70
資格証明書　　25
資格審査　　120
仕切価　　73, 112
自己負担金　　14
市場供給曲線　　102
市場交換　　13
市場需要曲線　58, 102
市中肺炎　　98
実勢価格　　73, 112
質調整生存年（QALY）　81
疾病予防　　136
自発的支払意志額（WTP）82
支払基金　　117
事務上の審査　　120
社会保険事務所　15, 24
社会保険診療報酬支払基金　　117
社会保険庁　　24
社会保険方式　　124
社会保障関係費　　13
縦覧点検　　120
従量料金制　　105
需要・供給曲線　　58
需要構造　　31
主要評価項目　　80
消費　　55
消費排除　　59
情報の非対称性　　62
将来予測　　43
職域保険　　24
私立学校教職員共済　　24
新医薬品誕生までのプロセス　　66
新医薬品の薬価算定方式　113
人員配置基準　　51
審査支払過程　　119
審査支払機関　　14
審査支払制度　　117
診断群分類（DPC）　86, 87
真のエンドポイント（true endpoint）　　80
新薬の開発　　68
診療内容に関する審査　120
診療報酬　　52, 108
診療報酬改定　　20, 107

診療報酬点数表　　108
診療報酬明細書　　93
診療録　　93
GCP　　66
GLP　　66
GM（ゼネラル・モーターズ）　　7
GMP　　66
GP　　125

せ

政管健保　　24
製剤特許　　68
生産波及先　　34
生産要素の代替　　50
生産量　　53
税と社会保障の一体改革　134
政府管掌健康保険　　24
税方式　　125
製法特許　　68
セカンダリーエンドポイント　　80
船員保険　　24
先発医薬品　　70
戦略　　4

そ

総括原価方式　　104
増分費用‐効果比　　79
損益計算書（profit and loss statement：P. L.）　139

た

貸借対照表（balance sheet：B. S.）　140
大数の法則　　60
代理エンドポイント　　80

ち

チーム医療　　56
地方公務員共済組合　　24
中央社会保険医療協議会（中医協）　　107
中間需要　　31
直接審査・支払制度　118
治療結果　　78

つ

追加的波及効果　　30, 37
突き抜け方式　　132

て

定額料金制　　105
出来高計算方式　　87

電子カルテシステム　　5
DPC　　87
DPC/PDPS　　87
DPC 医療費算定式　　89
DPC 制度　　86
DPC データの構成　　93
DPC データの活用　　95
DRG　　88

と

統計資料の活用　　143
投資　　55
道徳的危険　　63
投入構造　　31
独立保険方式　　131
特許　　68

に・ね

二国間自由貿易協定（FTA）8
二部料金制　　105

年齢リスク構造調整方式　132

は

波及先　　34
バルクライン方式　　115

ひ

非正規労働者　　21
被保険者　　14
費用　　53
費用‐効果分析（CEA）81, 82
費用‐効用分析（CUA）　81
費用最小化分析（CMA）　81
被用者　　14
被用者保険　　24
費用‐便益分析（CBA）　82

ふ

副次的評価項目　　80
物質特許　　68
プライスキャップ規制　107
プライマリーエンドポイント　　80
フリーアクセス　　22
分子標的薬　　44
2つの自由　　22

へ

平均費用　　103
平均費用‐効果比　　79, 82

ほ

包括診療報酬制度　　86

索　引　*149*

包括評価制度	86	薬剤経済学	78	臨床的アウトカム	79
保険者	15	薬剤師	138		
保険適用	71	薬剤師業務	2	類似薬効比較方式	114
保険の非効率性	63	薬剤師の任務	2		
保険薬価	73	薬剤師法	2		
保険料	15	薬価改定	115		

み・め・も

れ・ろ

薬価基準　　　　　111
レートベース方式　　109

薬価基準収載　　　71
レオンチェフ逆行列係数表

民間保険型　　　　126
薬価差(率)　　　　73
　　　　　　　　　　34

薬価差益　　　73, 112
レセネット加盟薬局　118

銘柄別収載　　　　111
レセプト　　　　　93

メリットグッズ　　59
り・る
レトロスペクティブ研究　81

medicare　　　　　89
用途特許　　　　　68

モラルハザード　　63
利益　　　　　　　74
老人保健制度　　　130

や・よ

リーマン・ブラザーズ　7

ヤードスティック規制　106
リーマンショック　7

料金体系　　　　　105

大鳥　徹（おおとり　とおる）

　近畿大学薬学部　臨床薬学部門　医薬品評価解析学分野　准教授

1990 年　京都薬科大学薬学部薬学科卒業
　　　　　（財）天理よろづ相談所病院薬剤部　薬剤師
2006 年　近畿大学薬学部　臨床薬学部門　講師
2011 年　近畿大学薬学部　臨床薬学部門　医薬品評価解析学分野　准教授
2013 年　博士（薬学）取得

　ジェネリック医薬品の品質評価研究，分子標的薬の投与量を削減することができる併用薬の探索研究，薬剤師が関与する在宅医療研究などを中心に行い，薬学的な医療費削減方法を模索している．現在，薬学部 4 年生を対象とした「薬と経済」の講義を担当し，経営に参画できる薬剤師の創出に努力している．

薬とお金・社会との関係を科学する　―新釈薬剤経済学―

定価（本体 4,400 円＋税）

2017 年 3 月 13 日　初 版 発 行 ⓒ
2019 年 2 月 15 日　2 刷 発 行

著　　者　大　鳥　　　徹
発 行 者　廣　川　重　男

印 刷・製 本　日本ハイコム
表紙デザイン　㈲羽鳥事務所

発行所　京 都 廣 川 書 店

　　東京事務所　東京都千代田区神田小川町 2-6-12 東観小川町ビル
　　　　　　　　TEL 03-5283-2045　FAX 03-5283-2046
　　京都事務所　京都市山科区御陵中内町　京都薬科大学内
　　　　　　　　TEL 075-595-0045　FAX 075-595-0046

URL http://www.kyoto-hirokawa.co.jp/

京都廣川・刊行書 ③

ちゃんとした薬剤経済学
正しい「医療とお金」とは？

著 東京大学大学院薬学系研究科特任教授　五十嵐　中

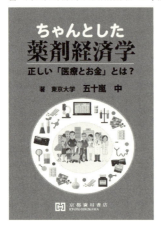

概念だけを記した書籍でもなく、薬よりの経済書でもない。
薬と健康とお金の関係を、明確かつ詳細に解説した
薬学部生向けテキスト。

B5判　152頁　3,800円（税別）
ISBNコード：978-4-909197-22-1

社会・医療と薬学
社会・医療・患者・お金・科学との
関わり方について考える

著 京都薬科大学客員教授　北澤　京子

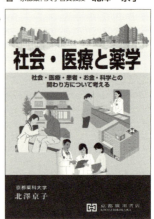

薬の先には患者や患者を取り巻く社会がある。
この一般的なことを忘れがちな薬学に、
より高いQOLを得るために何をすべきか、
理論的に説いた啓蒙テキスト。

A5判　216頁　3,400円（税別）
ISBNコード：978-4-906992-99-7

詳説 薬剤経済学 [第3版]
次世代に向けた医療経済学・地域医療学

共著　大阪薬科大学教授　恩田　光子
　　　京都薬科大学非常勤講師　砂川　雅之
　　　神戸薬科大学講師　森脇　健介
　　　姫路獨協大学薬学部教授　栁澤振一郎

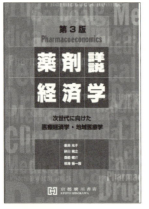

法規・制度等を最新版に差し替え、医療の効率的な配分として
の医療経済学、また地域包括ケアシステム構築に向けた地域
医療学を盛り込み、新時代への対応を目指したテキスト。

B5判　408頁　6,000円（税別）
ISBNコード：978-4-906992-90-4

京都廣川書店
KYOTO HIROKAWA　　URL: http://www.kyoto-hirokawa.co.jp/